零起点

学中医

天下无疾 著

中医之魂，科学还是艺术？
中医之门，理解还是体验？

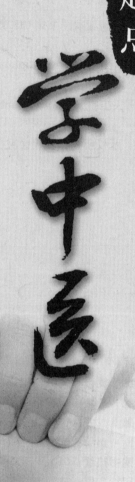

人民卫生出版社

图书在版编目（CIP）数据

零起点学中医/天下无疾著.—北京：人民卫生出版社，2018
ISBN 978-7-117-26324-5

Ⅰ.①零…　Ⅱ.①天…　Ⅲ.①中医学-基本知识　Ⅳ.①R2

中国版本图书馆 CIP 数据核字（2018）第 060284 号

人卫智网	www.ipmph.com	医学教育、学术、考试、健康、
		购书智慧智能综合服务平台
人卫官网	www.pmph.com	人卫官方资讯发布平台

零起点学中医

著　　者：天下无疾
出版发行：人民卫生出版社（中继线 010-59780011）
地　　址：北京市朝阳区潘家园南里 19 号
邮　　编：100021
E - mail：pmph @ pmph.com
购书热线：010-59787592　010-59787584　010-65264830
印　　刷：三河市尚艺印装有限公司
经　　销：新华书店
开　　本：710×1000　1/16　印张：14
字　　数：214 千字
版　　次：2018 年 4 月第 1 版　2024 年 2 月第 1 版第 8 次印刷
标准书号：ISBN 978-7-117-26324-5/R · 26325
定　　价：39.00 元
打击盗版举报电话：**010-59787491　E-mail：WQ @ pmph.com**
（凡属印装质量问题请与本社市场营销中心联系退换）

序

蒙各位朋友喜爱,这本小书《零起点学中医》,自2009年面世以来,8年间已重印16次,先后有超过8万读者阅读。无疾备感荣幸的同时,诚挚地感谢大家对中医的喜爱和支持!

因为这本小书的缘故,无疾结识了许多对中医满怀热情的朋友,尤其是广大的中医爱好者朋友。让更多人了解中医,运用中医,让世间少些疾苦,也正是撰写这本小书的初衷所在。不过,由于出版社的原因,小书已经绝版,市面上几近绝迹。加之时间既久,一些内容有待更新,且无疾对其中不少问题也有了新的认识,所以对书稿内容做了如下修订。

首先修正了一些错误,比如对外感邪气和内生邪气的认识,对暑邪时间的认识;其次调整了一些观点,比如初学中医,如何看待古今思维方式的不同,如何面对经典;更新了一些认识,比如脉诊法、奇恒之腑、体质养生建议;精讲了一些疑难,比如燥与阴虚的关系,水、湿、痰、饮的关系;增补了部分思考题的答案,比如对部分案例的分析,比如对熟地的说明,藿香正气、归脾丸、健脾丸的方解,气海、关元的作用;补充了一些案例,比如暑湿发热案,辨证练习案例。以下对其中几点略做说明。

1. 脉诊法。经过多年临床、教学的探索和积累,无疾对脉诊法从理论到实践,有了更深刻的认识。比如关于脉诊法两大领域的认识,部位和脉象;比如对虚象两大判断纲领的提炼,力度和宽度;对三种核心脉象的总结,弦、滑、濡;对正常脉象特征的整理:充实饱满,从容和缓。以上内容,相信对初学者认识脉诊大体,把握脉诊要领,会起到更好的指导作用。

2. 章末思考题。初版中,这部分思考题,主要是针对下一讲内容的启发式提问。从实际反馈来看,这种形式对读者的帮助相对有限。本次改版,对这部分思考题做了全面更新,内容主要是对本讲要点的回顾。比如"暑邪,有没有可能从体内生出来呢?""形体的胖瘦、舌体的大小和脉形的粗细,在诊断意义上有怎样的联系?"希望对学习者加深理解有所帮助。

3. 针灸插图。条件所限,初版针灸部分(第十、十一两章)的插图,内容和画质一直不太满意。本次修订,对插图部分做了全面更新。在确保内容准确,改善图片质量的同时,希望借以澄清两点误解:其一,经脉并非细线,而是具有一定宽度的带状存在;其二,经脉循行线并非穴位连线,其写意属性更明显。

4. 增补两篇文章。初版时,附文《自学中医入门必读》只写了一半,现将后半部分续写完成,附于书末。此外,关于中医的科学性问题,时时成为社会讨论热点。作为中医的从业者,无疾以为有必要把自己的观点见解做些介绍,供中医爱好者朋友参考。故附上小文一篇——《论医学与科学》。

以上粗略统计,本次修订中较大改动者有数十处;至于其他文字、标点的细节修订,难计其数。希望这些改进,能为自学中医的朋友,带来更大的收获。初心犹在,愿天下无疾。

天下无疾

2018. 3. 1

于 有空舍

贝勒序

几十年来从事于中医教育和临床工作,很高兴看到今天有越来越多的朋友喜爱中医。或被中医养生一些有趣的招式所感,或被中医理论的博大精深所动,希望进一步学习一些中医知识,来读懂招式背后的道理,走进中医的大门。然而,漫漫学习路上,或苦于理论晦涩难懂,或难于实践求师无缘。经典虽精,但众说纷纭,莫衷一是;教材虽浅,却厚重如山,味同嚼蜡。

无疾是我的学生,多年来他对中医的一份执着与热情,时常令我感动。中医的发展离不开人才,人才的出现离不开土壤。在喧闹浮华的今天,能潜心下来治学修身已属不易;再能发愿躬耕土壤,甘于为人路基,成人之美,则尤其难能可贵。无疾正是这样一个人,为了中医事业的发展,辛勤的耕种,培育着土壤。

通读全文,心诚意切,文辞幽雅,拳拳之心,溢于言表。形象生动,却蕴含至理;凝汇炼达,实菁华所聚。阴阳之情趣,脏腑之形象,正邪之高下,诊法之精微,方药之性情,针灸之奥理,娓娓道来,别有一份风韵。尤其辨证一章,要诀百字而融脏腑辨证之大略,与前后贯穿,浑然一体,堪为全书点睛之笔。

中西医学分别源自不同的文化体系,文化的差异导致中医历来以整体论看待人体,而西医则倾向于还原论。差异源于不同的思维方式,不同的认识方法。要想学习中医,用西医的思维方式去解释、去认识是行不通的。要学习中医,首先要对中医的思维方式有一定了解。要了解中医的思维方式,就要熟悉中国的传统文化,尤其是中国的传统哲学思想。中国文化、中国哲学重视体验、重视思辨。只有认识到这一点,才有可能真正地走进中医的大门。很高兴无疾能从此处入手,名之曰《体验中医》。

　　希望通过这样一本小书,有更多的朋友可以更轻松地学习到中医理论中最核心的思想和知识,为己释惑,为人解困。

　　中医是中国文化积淀中的一枝奇葩;

　　中医是中国人五千年智慧的结晶;

　　中医是一座有待开采的金矿;

　　愿更多朋友走进这座金矿并满载而归。

贝勒

2009 年 2 月 20 日

自序：学一点中医

　　今天的我们，享受着经济发展、科学进步带来的成果，却也同时承受着发展带来的弊病：无形的精神压力催人折腰，吞噬着我们宝贵的时间和精力。我们有心锻炼身体，却无力持之以恒，渴望轻松上阵，却往往疾病缠身；父母千里之外的牵挂需要安慰，多年来积劳而成的疾患更是令人焦心；子女的教育通常被认作头等大事，但更为重要的，还应该是他们的健康成长。对父母的孝道，对子女的慈爱，对伴侣的情意，对自己的关怀，都为我们提出了一个课题：要学习一点医学知识。

　　近两年来，中医养生书籍的海量涌现，正体现了人们对医学知识的渴望。国家一系列卫生政策的调整，更是让我们看到了这种渴望的必然。通过一些简便易行的按摩导引、饮食配合，我们体验到了养生给身体带来的益处，但同时也出现了各种问题：说法众多，各不相同，甚至完全相反，该如何取舍？各种方法，或效或不效，甚至导致问题加重，其原因何在？一些养生观点与医生的嘱咐不符，甚至相互矛盾，究竟孰是孰非？

　　当我们遇到困惑，无所适从时，常常正是一次提高认识、增长智慧的机遇。因困而学，因学而进。当您在医学茫茫的大海中迷惘不知方向，在人体病症纷繁的面纱前困厄不得要领，翻开这本小小的中医入门书，或许能得到点滴的启发，收获些许的知识。

　　有了这一点知识，我们就不必在晨起急迫出恭多年后，还不知这是由肾阳亏虚引起的不固；不会在体重渐增、食欲渐减时，仍强迫自己每天饮下大量白水；不致在平日即大汗淋漓的气虚状况下，为图一时之快而大嚼辣椒；不想一遇大便不通，就用大黄、番泻叶攻伐脾胃生机。怕冷未必是寒，上火未必是热；保

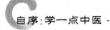

健品保不了每个人的健康，减肥药减不掉每个人的赘肉。

医本仁术。但以医为名，谋财者有之，坑蒙者有之，以致害命者亦有之。学一点中医，增加一点判别真假是非的能力，拿来一点有益于生命健康的知识，对我们每一个人，都是必要的。

天下无疾

2009 年 2 月 1 日

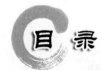目 录

引言：体验，中医入门之道

体验，以体验之。体即身体，验即检验。用身体，可以检验出什么呢？

老子平日里思考人性，观察自然，探寻道。一天，老子路经溪流，看着潺潺的溪水，陷入沉思。过了一会，若有所悟，感慨道："上善若水。"老子是怎样得出这个结论的呢？"水善利万物而不争，处众人之所恶，故几于道。"水从来都是从高处往低处流，人却都是要从低处往高处走的；水到的地方，往往是人所不喜、不屑、不耻的地方。水来到这里，并不是为消磨时光，而是为了濡养、滋助万物的生长。水在"利万物"之后，却不见他对万物有任何索取，要求任何回报。这样的一种性情，已经与"道"很接近了。

上面是一个典型的"体验"的例子。这里，老子之体在溪水边，检验的是水之性。**以身体处水旁，我与水融为一体，以我心验水性，即是体验。**我们会发现，其实做检验工作的，并非老子之"体"，而是老子之"心"。既然如此，为何不叫"心验"而叫"体验"呢？中国文化很强调身与心的统一，如中医理论中，肝主怒。怒在心中而非体内，但心中之怒会带来体内肝脏的损害。反过来，体内肝脏染疾，脾气就容易变坏，经常发怒。身心本一体，密不可分。老子如果没有以身处水的经历，又何来上善若水的体验呢？

体验作为中国古人认识世界的一种基本方法，在今天正在逐渐淡出现代人的视野。人们更为熟识的认识方法，是实证。值得我们信赖的，不再是心中的领悟，而是科学的数据。医生需要解决的，不再是患者的症状，而是检查的指标。作为现代人，无法摆脱大环境的影响，信仰科学，追求实证，是天经地义的。但如果单纯以这样的方法来学习中医，恐怕就注定了，难以真正进入中医之门。

中医根植于中国传统文化，中医理论时时处处都铭刻着传统文化的烙印。体验的方法，自然也就是我们学习中医时至为重要的一种方法。**一个人心中的世界，往往决定了眼里的世界。**我们是以体验为基础，用心观察世界，还是以实证为依据,用脑分析事物,常常会得到完全不同的结果。下面我们从实例出发,看一看中西文化、中西医学,在体验与实证的两条路上,会有怎样不同的收获。

风,这样一个自然界中再常见不过的现象,以现代科学的眼光来看,是由于大气压力的不同而形成的空气水平流动。这是实证的结果,是用科学的检测仪器观察得来的。一定程度上,这种认识可以名之曰"真理"。中国古人对风的认识又是怎样的呢?《康熙字典》里的解释:"风,以动万物也。"风,就是让世间万物动起来的那个物。以身处风中,以心验风性,除了风,世间还有什么可以产生如此大的力,可以"动万物"呢?

风的现象对于现代医学的启发恐怕十分有限。然而在中医理论中,风却是一个十分重要的概念,风邪位列六淫邪气之首,被称作"百病之长"。那么中医是如何来认识风的呢?

首先,中医发现,和风是自然界正常的天气现象,于万物有益无害。春日里和风细雨,生机盎然,自是一派祥和景象,可以称为"气"。然而一旦风力过大,飞沙走石,树倒屋倾,风就成了一场灾难,被称为"邪"。风气对万物有益,对人体也无害;风邪对万物有损,对人体也有害。

接下来,风过之处,树枝轻摆,花草微动。动,是风的习性。而人偏偏有一类病症,其特点就是"动"。双手的抖动、头部的颤动,甚至全身的战栗,这种身体动摇不定的病症,中医看来,即是体内之"风"所致。如果不是微风而是狂风,树木花草不是轻摇而是倾倒,这样的风如果出现在人体上,就是可以夺人性命的中风病了。中风后,人猝然昏倒,不省人事,正与房屋的倒塌相像;若能保全性命,人会出现口眼歪斜、半身不遂,正与树木倾斜不能自正相仿。

既然中风病如此凶猛,半死半生,那么此病是否可以预防呢? 这又需要对风发生的原因进行体验了。中国北方与南方的风不尽相同,北风刚烈,南风和煦。单就北方而言,冬夏之风又有不同,冬风凛冽刺骨,夏风多伴湿热。而与中风病最相像的风,正是北方严冬这种凛冽刚硬的刺骨寒风,以其力竣猛而伤人最甚。无疾以为,北方寒风之所以有如此强大的破坏力,最为重要的原因是"水少"。北方之水比南方之水少,所以北方的风比南方的风多且大;冬季的水比夏季的水少,所以冬季的风比夏季的风频且剧。(台风除外,多由热起,与人体高热后出现的"抽风"更接近,这里从略)

中风病发生的道理也与此相似，主要原因也是在于"水少"。人体的水，与自然界的水一样，停聚在下，也就是在肾中。肾水不足，体内的风就容易妄动。对照今天中风病的高发人群，肾阴不足者确实比比皆是。对这些朋友而言，平时多注意保护自己的肾水，无疑就是预防中风病最佳的方案了。保护的方法，举例来说：注意房事的节制，不熬夜，少吃辛辣的食物，避免过大的精神压力，等等；可以多吃些核桃、腰果、木耳、紫米之类的食物。

掌握了体验的方法，时时不忘以体处之，以心验之，也就掌握了学习中医的大道。逢山水，可以心验其山水之性；见花草，可以心验其花草之性；处世间，可以心验其人情之性；临病症，可以心验其正邪之性。如此则寓学习于生活，法医道于自然。自学中医，乐在其中，何苦之有？

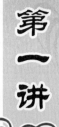
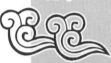
初学中医,很容易出现两种偏激的想法:一种认为,学中医主要靠实践,理论繁琐难懂又无用,根本没有必要追求太多。另一种则正好相反,认为要学好中医,必须首先把理论基础打得非常扎实才可以,而且这基础,必须是从《周易》开始,继而是《内经》《难经》《伤寒论》《脉经》等经典著作。

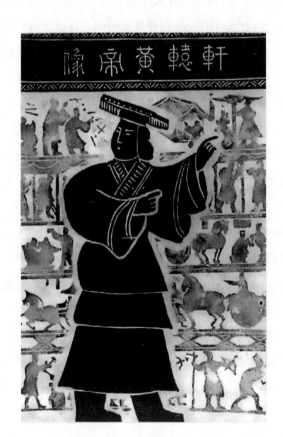

零起点学中医

学习中医,与学习任何一门其他的学科一样,都需要一个从简到博,从浅入深的过程。本章的内容,就是帮助大家在大体上了解整个中医学的概况。以下我们从三个方面进行介绍:中医学都讲了什么,也就是中医理论的部分;中医是怎样看病的,也就中医临床的部分;以及学习中医需要注意什么,也就是中医的学习方法。

一、中医学都讲了什么

中医学作为一门医学,首先需要面对的问题就是,"人体是怎么回事?""疾病是怎么回事?""如何减轻疾病带来的痛苦?"这三个问题,用专业语言来表述,就是人体的生理、病理和治疗,以下分别来看。

(一)关于生理

人体是由哪些部分组成的? 各个部分都有哪些功能? 这些功能之间又存在着怎样的关联? 中医又是如何发现这些功能的呢?

我们的祖辈通过对人体的观察,发现人体在大体上可以分为头、四肢和躯干三个部分;在层次上,从浅到深依次有皮、筋肉、脉和骨几类组织。再通过对尸体的进一步解剖,发现了人体内的各个脏腑器官:有五脏(肝、心、脾、肺、肾),有六腑(胃,大、小肠,膀胱,胆,三焦)。接下来就开始对这些脏器的功能进行观察和分析。

有些脏器的功能是很好理解的,比如肺脏,解剖之后,古人发现有一根气管把肺脏与鼻子连在一起,于是很自然地想到肺"主气,司呼吸";比如胃肠,古人发现这是一个完整的管道系统,连接着消化道的两端,它的作用再清楚不过了,就是负责"运化""传导"饮食物。通过同样的方法,心脏主血液,肾脏主水液的基本功能也被发现了。

但是并非所有的脏器功能都是这样显而易见的,比如肝脏和脾脏。古人无法通过直接观察的方法得知他们的功能,于是就根据现象作出了一些大胆的推测。比如发现肝脏内储藏有大量的血液,于是认为肝的功能在于"藏血";脾脏与胃紧紧靠在一起,于是推测脾的功能在于推动胃中的食物进行"运化",从而"化生气血"。

通过上面观察的方法,古人发现了脏腑最基本的生理功能。然而,古人认识脏腑功能的脚步并没有就此停歇下来。而是在这些认识的基础上,进一步以体处之,以心验之,最终创立了中医脏腑理论最基本的模型。这里仅以肝脏的生理功能为例,来看看古人是怎样通过体验的方法,对脏腑功能加以认识的。

我们知道肝的五行属性是属木,木就是树木,就是植物。树木通常生长在什么地方呢?在有水的地方。因为树木要成长,离不开水的滋养。树木表现出来的性质是怎样的呢?树木最喜欢自由伸展,最不喜欢被压抑束缚。我们平时留意观察各种树木,就会发现一些有意思的现象:他们有的向上长,比如杨树、松树;有的向下长,比如柳树、榕树;还有的横着长,比如侧柏、灌木。再加上各种花花草草,"木"这个大家族真可谓千姿百态、丰富多彩。而这些现象的背后,就蕴含着这样一个道理:**树木植物的生长,最希望充分表达自己的个性,自由地发展**。这种性质,在中医理论中,叫作"木喜条达"。而一旦发展的空间受限,这些草木就会"发怒",继而冲破这些阻力。记得读小学时,语文课本里有一篇文章,叫作《种子的力量》。即使用世界上最坚硬的颅骨来束缚压制种子,种子最终还是会奇迹般地冲破这种束缚,发芽,生长,壮大。

再回过头来看一下我们的肝脏。通过解剖观察古人发现,在所有脏器中,肝脏含有的血液量是最多的,可以说是人体的一个"血库",这就是我们前面讲到的肝"主藏血"的基本功能。而血液不正是滋养人体的"水"吗?所以肝脏就是人体内"木气"生长的地方。这样一来,中医学就在肝脏与木之间,作了一个固定的关联。继而把"喜条达"这样的木的特性,沿用到中医学中,变成了"肝主疏泄"。一个人郁闷了,每天自己生闷气,我们就把他的表现称为"肝气郁滞";一个人大怒发火,我们会说他的肝火比较大。原因都在于"肝主疏泄"这一功能无法正常进行了。

通过上面肝脏的例子,我们可以看到,**中医理论在最初形成的阶段,主要运用了两种重要方法:观察与体验**。用同样的方法,古人对人体各个脏器都有了深入的认识,为我们描绘了人体整体的生理过程。具体内容,到生理一章再详细讲。

思考

中、西医认识人体的方法,有哪些不同?

(二)关于病理

古人通过观察和体验,认识了人体在正常情况下的生理过程,但这些知识本身对于古人来说是没有意义的,因为没有用。**中国传统文化是非常崇尚实用的。**

儒家道家的思想需要与政治统治结合起来才有用,否则不可能流传至今;人体的基础知识需要与治病结合起来才有用,否则也不会成就今天的中国医学。

那么人体在哪些因素的影响下,就会发生疾病呢?

古人把引起疾病的因素划分为三类:内因、外因和不内外因。内因主要包括饮食、情志和劳逸方面的异常;外因主要包括风、寒、暑、湿、燥、火,这六种自然气候的太过与不及;不内外因主要指虫蛇咬伤、刀剑损伤,等等。

这里会有朋友提出疑问:**按照现代医学对疾病发病的认识,疾病可以划分为感染性疾病与非感染性疾病两大类。**感染性疾病,是由于感染了细菌或者病毒等引起的,必须把这些致病因素彻底清除掉,疾病才可以被治愈;而非感染性疾病,常常是人体的某些组织器官出了问题,比如高血压就是心脏和血管系统出了问题引起的,糖尿病就是胰岛素分泌出了问题引起的,必须把这些心血管、胰岛素的问题解决了,这些疾病才能真正得到控制和治疗。按照中医的说法,这些细菌病毒难道不是真正的病因吗?这些心血管、胰岛素的问题难道不是真正的病因吗?这里有必要多占些篇幅来讲一下。

先说外感病。我们来看一看感冒这个最常见的病吧。感冒后会出现头痛、发热、咽喉疼痛、咳嗽等症状,西医那里检查血象,发现白细胞增多了,所以诊断为上呼吸道感染,病因是细菌感染。对不对呢?当然对。但是假如我们现在可以暂时放开以往的常规认识,试着思考一个问题,或许你看到的感冒就会变成另外一个样子了。

我们在冬季天气寒冷的时候着凉了会感冒,在春夏季天气转暖甚至炎热的时候会感冒,在暑天出现"桑拿天"时也会感冒,在秋季天气干燥气温骤降时还会感冒。请仔细回想一下,在这些不同的季节里,你在感冒时所表现出来的症状都是相同的吗?常常是不同的。冬季着凉后的感冒,通常是打喷嚏、流鼻涕、怕冷明显;天气炎热时的感冒一般都伴有嗓子疼、不怕冷、痰黄黏稠;暑天感冒时全身不适的感觉很严重,经常伴随腹泻等消化道的表现;秋季燥邪引起的感冒,一般咳嗽症状比较突出,痰却很少。

问题是,如果同样是因为细菌感染导致的疾病(甚至有可能就是同一种细菌),病因相同,表现出来的症状为什么会有如此大的差异呢?中医理论跳过细菌的环节(当然不是有意的,是受到当时条件限制的;但无论如何,这是结果),直接把疾病与环境作了连接,这样的思路,发现的问题,究竟是现象还是本质呢?

内伤疾病,又与外感病不同。假如**把外感病定性为敌我矛盾的话,内伤病就应该是人民内部矛盾了**。对于前者,动员全部国防兵力,速战速决,尽快把敌人驱逐出去,是最为得当的办法。但对于后者,显然就不能再调动大部队去讨伐了;即便是少数破坏分子,交由公安部门查办也就可以了。而且处理这类问题,往往是急不得的。譬如小两口吵架,公安机关是不能轻易作出处罚的。看似对男方的严厉惩处,实际上对女方的伤害也非常之大。这种剪不断理还乱的恩怨情仇,在人体内伤病过程中也可以体现得淋漓尽致。譬如糖尿病有一种类型,叫作阴虚火旺。吃的多、喝的多,火气很大,但是人比较瘦,睡眠很差,入睡困难,梦又很多。如果用夫妻来比喻人体的阴阳,那么此时的状态,就是丈夫很凶悍(阳热盛),妻子很柔弱(阴气虚)。如果此时给出严惩丈夫的决定,即用苦寒之药来清泻阳热,就会发现,丈夫气势衰败的同时,妻子也变得更加苍老无力了。因为苦寒药在清泻阳热的同时,同样会耗伤阴气。更不利的是,苦寒药对脾胃的伤害也很大,脾胃受损,气血就无法得到补充,阴阳就更虚弱了。正确的方法是,用甘凉的药滋助妻子,让她的身体更强健。只有妻子的"实力"与丈夫相当,妻子才会对丈夫起到真正的制约作用,夫妻才会真正的实现和谐幸福。

当然,外感病与感染性疾病、内伤病与非感染性疾病之间并非一一对应的关系。以上仅为举例,详细内容,请留意病理一章。

思考

中、西医看待疾病的方法,有怎样的区别?

(三)关于治疗

古人对疾病的原因有了一个明确的认识之后,接下来的问题就是如何来解决这些问题了。中医学经过几千年的发展,形成了丰富的治疗体系,比如针灸、按摩、拔罐,口服中药,外用膏药,等等。其中最重要的两种方法,就是中药疗法和针灸疗法。下面我们重点来介绍这两种疗法的特点。

1. 中药疗法

自从神农尝百草,伊尹制汤液,中药就逐渐成为中医治疗的重要方法。再经医圣张仲景,集历代经方大成于巨著《伤寒杂病论》后,中药疗法更是确立了在中医治疗中的核心地位。中药是怎样发挥其治疗作用的呢?

大自然在孕育万物的过程中,常常是不够公平的。在人的身上,表现为人的体质各有差异;在药物方面,就体现在中药有寒热温凉这四种不同的性质(中医称四气);以及酸苦甘辛咸这五种不同的味道(中医称五味)。而这所谓的四气五味,就是中药发挥治疗作用的基础。

举例来说,辛辣的味道具有发散、走窜的性质,最擅长冲破敌人的重重阻力,使正气得以伸张。如果疾病是由于各种邪气停聚而引起的,那么辛味药就可以大显身手了。比如由于风寒邪气束缚了肌表而导致感冒,就需要用辛味药如荆芥来发散,驱赶邪气离开人体;由于情绪不好,引起肝气郁滞,就需要用辛味药如柴胡来疏解调达;就像有人遇事不爽,最需要的就是找一位知心好友,三言两语,将心结化开,问题也就解决了,柴胡所扮演的,就是在体内化开心结的好友角色。此外,比如寒湿邪气停留在四肢关节引起的关节疼痛,血液运行不畅生成的瘀血,饮食不当引起的食积,等等,以邪气停留为主要表现的病证,都需要用辛味药来通达。

但是有一点必须引起注意:**但凡某一事物的性质存在偏颇,那么应用起来就必然存在有利有弊的现象。**仍以上述辛味药为例,这类药虽然性情勇猛,善于打攻坚战;但是只要辛味药出现的地方,往往都伴随有对人体气血的耗损。于是出现了一个很重要的治疗思想,叫做配伍。所谓配伍,就是通过多味药物的配合使用,来提高疗效、减少副作用的一种方法。我们今天看到的医生处方,很少是单用一味药去治疗的,就是为了避免出现上述药性偏颇的弊端。

在后面的中药性情与配伍这两章中,我们会系统介绍中药的属性与中药配伍的思想。

2. 针灸疗法

依照当今流传下来的中医经典古籍来看,针灸疗法的广泛应用,是早于中药疗法的。在《黄帝内经》中所记载疾病的治疗,绝大多数都是用针刺法进行的。古代中医如此重视的针灸疗法,究竟有着怎样神奇的疗效呢? 我们先来看无疾自治的一则医案吧。

今年春节前(2008 年 1 月),无疾由于感受寒邪后出现咳嗽,咳嗽程度比较重。一天夜间睡眠中,突然咳起,咳嗽剧烈,无法继续入睡,当时时间是凌晨三点十分。手边没有药，就用针刺手太阴经络穴列缺。针刺入后，共咳三声，咳嗽即止。当晚得以安然入睡。两天后，由于一些不痛快的事，心中一直不平。结果半夜时分又出现了暴咳不止，不过这次的时间与上次不同，是在凌晨一点零五分。同样用上次的方法，针刺列缺后，咳嗽有所减轻；再针刺足厥阴经原穴太冲，三分钟后，咳嗽消失。继续入睡。

针灸疗法在今天处于非常弱势的地位。不用说外行人，即便是很多中医专业的学生、医生，也认为针灸只能治疗中风、面瘫、颈肩腰腿痛这些别人治不好或者不愿治的病。广泛意义的内科疾病，很少有人会想到用针灸治疗。而实际上，针灸疗法以其运用之方便，调理之中正，取效之迅捷，往往具有中药疗法和西药治疗所无法比拟的优势。

针灸是如何发挥疗效的呢？针灸诊治疾病的思路又是怎样的呢？这部分内容相对比较复杂，我们到后面针灸的章节里，将与大家详细探讨这方面的问题。

我们的古人是非常有智慧的。他们并没有满足于，仅仅将医学的价值定位在治病上。而是想到了一个更深刻的问题：怎样才能不生病？这就是近两年来非常走红的中医养生学重点讲述的内容。对于养生学的内容，无疾认为：**养生的方法是重要的，但更重要的，是把握人体的规律，遵从生命的智慧。**而这些规律、智慧，在我们对中医学理论有了一个深入的了解之后，便会深深地扎根在我们的心里，融化为我们血液的一部分。无疾希望大家在读过这本小书之后，对中医养生的认识能够有所提升，可以比较轻松地根据自身的情况来制定养生计划了。

思考

中医疗法与西医相比，有哪些优势和不足？

二、中医是如何看病的

下面我们先来看一则病例。

尹某，女，65岁。2005年8月10日初诊。

患便秘20年，常7~8日大便1次。平素自服麻仁丸、番泻叶、芦荟胶囊等，只能奏一时之效。细询病人,虽大便 7~8 日一行,但干燥无结块。面色白,身体疲乏,纳食不馨,饥不欲食。舌淡、苔薄,脉象弱细。(山西　柴瑞霭案)

无疾按:便秘是临床非常常见的病症。对这位常年便秘的老年患者,如果单从"便秘 20 年,常 7~8 日大便 1 次"且大便"干燥"的情况来看,你会怎样来判断患者的病情呢? 是虚,还是实?

在一个中医师眼里,人体表现出来的任何一个问题,往往并不是像患者所看到的那样简单。如此例中,已经明确是便秘,大便干燥,但还需要继续询问患者,是否有大便干结成块的现象。如果有,疾病多属于实;没有,多属于虚。这个过程叫做辨主症。也就是围绕最突出的症状,仔细询问,来加以辨识。

此外,**人体表现出来的任何一个问题,往往都不仅仅是局部的问题,而是人体整体问题的反映**。如此例中,患者除长期便秘外,同时见到面色白,身体疲乏,食欲不振等症状,进一步印证了疾病的性质属虚的判断。如果此时患者出现的不是这些表现,而是面赤,性急易怒,头痛,腹胀,腹痛等表现,疾病就很可能是实证了。这个过程叫做辨兼症。也就是对患者同时出现的各种临床表现进行综合评价,以判断疾病性质。中医的整体观念,也在这里得到了体现。

最后,舌象和脉象,作为中医诊断的基本方法,对中医的辨证往往能起到至关重要的作用。如此例中,患者表现出"舌淡、苔薄,脉象弱细",据此,再结合前面的症状,即可以进一步作出判断,患者的临床表现属于脾气虚了。(具体的诊断知识,我们到辨证一章再展开来讲)

辨证:此属脾虚不运,不能为胃行其津液。

治以健脾复运,行其津液。予一味白术饮。药用:生白术 60g。每日 1 剂,水煎服。服药 14 剂,大便稍润而且畅利,面色渐正,疲乏改善,纳食知馨。继服 14 剂,诸症改善,大便 2 日一行。守方调治 1 个月,便秘痊愈。

无疾按:根据前面的辨证结果,患者的便秘是由于脾气不足,津液无法得到正常运输布散而引起的。相应的治法也就出来了:健脾。柴医生依此确定以生白术一味药进行治疗。因为在所有的中药里,生白术健脾气、助运化、行津液的作用是最好的。由于辨证准确,治疗得法,困扰患者 20 年的便秘,在一个月内,仅靠一味生白术,就完全治愈了。

从以上分析可以看出,中医诊治疾病的过程,可以划分为以下几个步骤:

1. 四诊　通过四诊(即望闻问切)方法获取详细的症状资料。

如上例中通过望诊得到"面色白,舌淡、苔薄"的信息,从问诊得到"患便秘20年,常7~8日大便1次,但干燥无结块,身体疲乏,纳食不馨,饥不欲食";从切诊得到"脉象弱细"。

2. 辨证　即对收集到的症状信息进行分析,以判断患者的病位、病性、病因等。

辨证,是中医诊治疾病整个过程的核心所在。四诊、处方的技巧,多可通过经验积累逐渐摸索出来;而辨证的过程,则更多体现了一个医生临证的真正水平,往往也是一个人临床智慧的综合表现。上例中已经对辨证的过程有详细阐释,这里不再赘述。

3. 立法　根据辨证的结果,确定具体治法,明确孰先孰后,孰轻孰重。

此例由于病证较为单纯,立法也就显得十分简单。实际上在很多复杂一些的病例处理中,如何把握治疗的时机,治疗当从何处着手,治疗的主次如何安排,都是非常有学问的。我们在以后的病例介绍中,还会给出更多的例子,供大家学习探讨。

4. 处方　给出最终的治疗方案。

诊治疾病最终的落脚点就体现在方药的运用上。选方是否得体,加减是否恰到好处,都将对患者的疗效产生重要的影响。如此例中,医生针对单纯的脾气虚、津液布散失常的病机,给出了一味白术饮,即是恰中病机的良方。

 思考

中医诊治疾病的基本思路,你掌握了吗?

三、学习中医需要注意哪些问题

中医学作为中国传统文化的代表,她的思维模式、理论基础、知识框架,与今天我们从小接触到的数理化等知识截然不同。从这一点看来,现代人学习中医学的确是有难度的。但是如果换一个角度来看,作为中国人,我们身上的血液是几千年来,由我们的祖先一辈一辈流传至今的。作为一个中国人,我们的骨子里就刻画着与传统文化一脉相承的思想。对中医学多一点了解,我们就会很轻易地发现,我们身上原本就带有如此多的"中国味道"。

古代医生学习中医的方法,大体上包括以下三种:家传、师承和自学。今天还有一个更为重要的学习途径,就是在正规的中医院校内学习。我们的讲座对象,是定位于广大的中医爱好者。所以如何通过自学的方式学好中医,或许是大家最为关心的问题。具体的自学方法,在书末附文《自学中医入门必读》中,还有详细讲解,可以参考。下面我们着重看一下,自学中医过程中,最需要认清的几组关系。

(一)古今思维方式的关系

学习任何一门学问,入门的第一步,一定不是怀疑,而是相信。只有先以谦虚的态度接受下来,才有资格去评价,这门学问究竟有何长处与不足。**完全以门外汉的身份去品头论足,一是在虚度自己的光阴,因为于己无益;二是会贻笑大方,因为班门弄斧。**

要学习,首先需要"相信";要"相信",首先需要理解古人的思维方式。

古人在思考问题的时候,不是像今人一样,强调"因为 A＝B,B＝C,所以 A＝C"这样的形式逻辑推理;在认识事物时,也不是像今人一样,强调必须经过实证方法检验得到的结果才是真理。古人更加注重体验在认识事物过程中的意义,这一点在前面讲体验法时已经提到,这里举例来看。

试想,古人讲诊脉须分寸关尺三部。读者却想,只是一根桡动脉,分什么寸关尺? 每部相差不过一厘米,能有什么不同? 古人又说,脉象有弦有滑,弦主气滞,滑主痰湿。读者心里只道是,什么弦滑,故弄玄虚罢了! 同样从心脏里泵出血液而已,除了节律快慢,还能有什么区别? 如此一开始便是盲目排斥,封闭的,只是自己的眼睛。

要学习,首先需要相信。相信,是一种接纳的态度,表示我愿意倾听你,并默认你所讲的一切属实。但接下来呢? **一味强调接纳,容易造成思想的惰性,盲目的崇拜,相信,于是成了迷信。**所谓迷信,是迷失自我状态下的相信。自我迷失与否,只看一点,我是否具有自己独立判断的意识和能力。接纳了古人的说法,并不意味着全盘的认可,比如下面的例子。

寸口脉,方寸之地,凭什么能用来诊察全身的疾病呢?《内经》给出的解释是:"胃者,水谷之海,六腑之大源也。五味入口,藏于胃以养五脏气,气口亦太

阴也,是以五脏六腑之气味,皆出于胃,变见于气口。"(《素问·五脏别论》)

解释一下。首先,胃是人体接纳饮食物的场所,而饮食物是人体五脏六腑得以充养的根本所在。接下来,胃与足太阴经关联紧密,而寸口部属于手太阴经,手足太阴经之间又存在密切联系。所以,五脏六腑与寸口之间存在联系,脏腑气的状态可以通过寸口脉呈现出来。梳理思路如下:脏腑-饮食物-胃-足太阴-手太阴-寸口脉。面对如此曲折的解释,我们是否需要提出自己的质疑呢?

(二) 理论与实践的关系

初学中医,很容易出现两种偏激的想法:一种认为,学中医主要靠实践,理论繁琐难懂又无用,根本没有必要追求太多。另一种则正好相反,认为要学好中医,必须首先把理论基础打得非常扎实才可以,而且这基础,必须是从《周易》开始,继而是《内经》《难经》《伤寒》《脉经》等经典著作。对于第一种朋友,最容易出现的问题是:学到几个零星的方子或腧穴用法后,越来越感到中医的渺小,认为中医是纯粹的经验医学,雕虫小技而已,常抱着自己的点滴经验,坐井观天。而第二种朋友容易出现的问题则是:越学越觉得中医了不起,中医思想博大精深,穷毕生之力也难以窥见一斑,竟完全记不得,医学的目的,原本是要治病救人的。由于长期缺少实践,学习兴趣也就越来越小,最终难免知难而退,半途而废。

实际上,理论与实践的关系,从来都是相辅相成,相互为用的。理论源于实践,又可以反过来指导实践;实践升华成理论,又可以用来检验理论正确与否。离开了实践的源泉与检验,理论必然会成为干瘪空洞的理论;离开理论指导的实践,也必定难成大器。

作为中医爱好者,理论学习是最基本的,也是至关重要的。而学习了这些理论仅仅是迈出了第一步,接下来需要随时随处留心体会,将理论的知识转变成实践的体验,这些理论才会真正成为自己的一部分,才会把知识学活,才可以真正掌握防病治病救人的方法。在下一章中,会教给大家一些方法,如何将理论与实践紧密地联系在一起。

此外,无疾一直非常推崇医案在中医学习过程中的价值。在理论学习阶段,医案可以帮我们更好的理解理论;在临床实践阶段,医案可以帮我们丰富经验,开阔视野;对于较少有机会开展大量实践的中医爱好者,医案更是活化理论、增加兴趣、弥补实践的不二法门。后面我们会有专门的一章,来详细讲解医

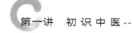

案的价值与学习方法。

（三）自学与求师的关系

很多中医爱好者有这样的困惑:我很想学习中医,但是我没有老师,不知该从何处下手才好?

实际上,**自学,从来都是学习中医一个很重要的途径**。明代有一位名医叫作江瓘,苦于自己久患呕血症而无医能治,便发奋自学中医。他从古今医案入手,广泛搜集,最终汇编成一部《名医类案》,流芳千古于杏林,而江瓘本人也成了一代名医。现代许多著名的老中医,同样是通过自学的途径学有所成。在山东中医药大学出版的《名老中医之路》中,记载有多位这样自学成才的老前辈。这套书现在有山东科学技术出版社出的新版,市面上就可以买到。作为入门的指导,无疾推荐来读。

然而,实际上**没有任何一个人,可以在学习的道路上,完全依靠自己的力量能有所成就**。遇到困惑、迷失方向时,求助于同道求学的老师和朋友,是为自己扫清障碍、增进学识的有效途径。平时多注意结交些同样喜爱中医学的朋友,大家多做交流,对自己的学习一定会有所帮助的。

此外,无疾自迈入中医大门十几年来,虽然感慨于自己的资质愚钝,但总算得上比较勤奋的一个。又自执教杏林,面对中医门内莘莘学子,总希望将自己所学倾囊相与,将自己所遇曲折一一相告。别无他求,只希望自己所挚爱的中医学,可以更多的为人所知,为人所学,为人所用。早日看到中医界多成就几位济世大医,百姓可以冀中医之术得以安身保命。倘有心学习中医而方向不明,又或学习途中遭遇到荆棘拦路,无疾愿作诸位朋友学习路上的良师益友,势必不遗余力,协手同行。

思考

1. 中医的肝脏有哪些作用? 这些作用是如何被发现的?

2. 外感病和内伤病,在性质上有何不同?

3. 中药治病的基本原理是什么?

4. 中医诊治疾病的核心环节是什么?

中医思想之谜——阴阳五行

　　体验注重的是一种直觉感受,而逻辑强调的则是理性推断。二者都是在思想层面上完成的,不过前者侧重于心,后者更偏重在脑。二者各有千秋,无法相互替代。单纯由体验形成的理论会像海市蜃楼,美丽但虚无缥缈;单纯靠逻辑搭建的理论就像呆板的城墙,扎实却没有生气。

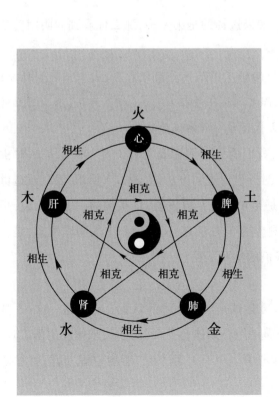

零起点学中医

阴阳五行对今天的中国人来说,是熟悉而又陌生的。熟悉的是,作为中国传统文化的思想根基,即便你再怎样地痛恨传统,也无法完全生活在没有阴阳的空气里。陌生的是,作为科学气氛笼罩下的现代人,我们对世界的看法,认识事物的角度,思考问题的方式,都已经被"科学化""现代化"过了。由此带来的,是我们对传统的淡漠,对阴阳五行思想内涵的生疏。一句话,今天的我们,更多的,是知道阴阳五行的名字,却不了解阴阳五行是在讲什么了。

作为中医思想的基础,阴阳五行究竟是在讲些什么呢?这种思想,对中医又是起到了怎样的指导意义?今天的中医看病,还会用到阴阳五行吗?有人讲:阴阳就是矛盾的两个方面,五行就是木火土金水五种物质。所以说:阴阳就是辩证法,五行就是唯物论。你怎么看呢?

一、体验阴阳五行

认识事物有两种方法,一种是用头脑去分析,去推理;一种是用心去感知,去体验。

学习阴阳五行的方法,如果选择的是第一种,那么你看到的阴阳会是什么样呢?

阴阳是事物表现出来的两种不同属性。阴代表下、内、冷、静等性质;阳代表上、外、热、动等性质。阴阳之间存在着相互对立、相互为用,以及相互转化等的关系。阴阳体现了中国古代哲学中的辩证法思想。

通过这样的冷静思考,我们看到的阴阳是怎样的呢?阴阳是一对哲学概念,是一种经古人高度抽象过的世界观和方法论,是古人认识世界,改造世界的有力思想工具。这些结论是否正确呢?应该说,是正确的。更可以说,是科学的。但当我们把握住这些科学哲学方法之后,我们心中的阴阳概念,是否真的清晰可见,可以用来指导我们的实践了呢?

(一)体验阴阳

现在我们换一种方式,再尝试一次对阴阳的认识。记住这一次,不是用脑去思考,不是用眼去观察,而是用心来体会下面的文字,来体验阴阳。凡用心,必须有一个先决条件,叫作心静。只有心静下来,意念空虚安详,神思才会敏捷。心静与否,可以从以下几个地方体现出来:呼吸是否均匀平缓,头脑是否杂念全无,身体是否端正,全身是否放松。如果没有,请现在调整一下,让自己的心静下来,我们马上开始对阴阳的体验了。

每天正午烈日炎炎就是阳,子夜皓月当空就是阴;

清晨旭日东升,万物苏醒就是阳,黄昏夕阳西下,万物沉寂就是阴;

四季更替,春暖夏炎就是阳,秋凉冬寒就是阴;

崇山峻岭巍峨陡峭就是阳,丘陵起伏绵延跌宕就是阴;

长江大河气势如虹就是阳,涓涓溪流润物无声就是阴;

白杨雪松刚毅挺拔就是阳,垂柳灌木柔弱妩媚就是阴;

牡丹芍药香气袭人就是阳,兰花茉莉清淡优雅就是阴;

雄狮猛虎凶悍威武就是阳,绵羊家兔温顺宜人就是阴;

飞鸟自在翱翔天际就是阳,鱼虾灵巧沉潜水底就是阴;

身材魁梧力大刚勇就是阳,纤细温柔婀娜多姿就是阴;

为人豪爽直言快语就是阳,为人含蓄心思细腻就是阴。

如上面文字所述,阴阳其实无时无刻不在我们的身边。阴阳可以不是刻板干巴的思想,而是形象优美的画面;可以不是晦涩费解的概念,而是生动有趣的意境。这种对阴阳的认识方法,这种将心灵体验与美的意境完美结合的方式,是几千年来我们的祖辈世代习用的探寻大道的路。仅从这一点来看,他们确实是比今天正享受着现代科技成果的我们,幸福得多。

写到这里,插一段个人的经历,与大家分享一下无疾自己对"体验"二字的认识。

一直向往桂林的山水,希望能有机会目睹"人在画中游"的天然佳作。终于有机会,在 2008 年 4 月,实现了多年的夙愿。然而,其间的经历,却并非尽如意想。由于不了解游漓江的具体行情,又人地生疏,我们选择了一个最为安全稳妥的方案,乘坐公家的游轮。大约两三个小时的行程下来,饱受了游客的拥挤,马达的喧闹,铜臭的气味,商业的可怖。心里只想,几时到岸,好结束这场煎熬。幸运的是,两天后,机缘巧合,我们有机会搭坐竹筏,重新游了遍漓江。当静静地躺倒在竹筏的靠椅上,柔柔的阳光时隐时现,暖暖地洒落在身上、脸上。嗅到的只有幽幽的清泉气息,听到的只有船桨弄水的悦耳音符,看到的只有旷世的山水画卷,想到的,心已经沉醉,没有闲暇再去想什么了。

当我们在图片上、视频上看到漓江的美景,我们对"画中游"的诗句,是在理解;当我们置身于漓江的竹筏上,赏心悦目时,我们对"画中游"的诗句,是在体验。究竟理解到的知识更真实,还是体验到的感受更真实,有时还真是说不清楚。

今天社会崇尚科学,甚至希望把人的情感也"科学化"了。于是每天接触到的所谓艺术,往往充斥着对感官的刺激,言语画面的煽情。但这些貌似繁华,其实空洞的艺术,换来的只是思想的麻痹,永远无法填补我们心灵的空虚。**让心灵充实的方法,其实很简单:用心去体验真、善、美。**

有了对阴阳概念的基本体验之后,我们再从身边的事物中,来进一步体悟阴阳的道理吧。

水与火,历来是用来表述阴阳最常用到的一个例子。《内经》里就讲,"水火者,阴阳之征兆也"。从水火身上,我们可以发现一些阴阳之间的关系。

我们常说"水火不容"。水与火,直接放在一起,就只会发生以下几种情况:火被水浇灭,水被火烧干,水火同归于尽。这里我们可以看到,阴阳之间一个很重要的关系,叫做阴阳的对立制约。阴太多,阳就会被衰弱;阳太过,阴就会受损。

现在我们把条件稍做些调整,情形就会大不相同了。我们可以不让水火直接接触,而是把水放在锅里,下面架起火来烧。我们会发现,水逐渐变温,有少量的蒸气开始冒出来。好了,阴阳除了上面那种对立的关系之外,二者还可以相互配合,从而实现一种所谓"化气"的过程。这个气化的过程,对于生命来说,至关重要。

阴阳之间除了这两种关系,即相互对立与相互为用之外,还有一种非常重要的,也更加玄妙的关系,叫作阴阳的消长转化。

对立也好,互用也罢,更多是从一个静止的角度来评价事物关系的。消长转化就不同了,这一关系深刻揭示了,阴阳时刻处于不断的运动变化之中。阴增加一些,阳就会减少一些;阳增加一些,阴就会减少一些。如果发展到一个特定的阶段,阴或阳强盛到极点,还有可能发生一些非常奇妙的事情,就是所谓阴阳的相互转化。貌似阳热盛的背后,实际上隐藏着阴寒盛的本质。中医学将这种病理表现,称为阴阳的"格拒"。我们来举一个例子,帮助大家理解。

有这样一位患者,女,32岁。主要问题是经常上火,口角糜烂,不敢说话不敢笑,鼻子也有干疼。牛黄解毒丸、三黄片一类的祛火药,是当作家常便饭来吃的。但是效果只能维持一两天,很快病情还会继续发展。观察患者舌象、脉象,也并没有明显的火热象。这就很奇怪,脸上明明写着"上火"两个字,为什么舌脉上没有表现,吃清火的药也没有效果呢?再继续询问才了解到,患者自生产后,一直腰痛明显,怕冷怕风,夜尿也很频繁。这些表现,都说明了患者存在肾阳不足,寒邪稽留的问题。由于下面的阴寒之气太盛,阳气无法再对阴进行制约,反而被阴排斥在外,浮游于上,这才出现了患者脸上的一派热象。病的本质是阴寒盛,表现在外的,却成了上火,这就是中医学里,对阴阳转化关系的一种理解。

思考

尝试通过阴阳的视角,重新发现一下身边的事物,哪些属阴,哪些属阳呢?

(二)体验五行

古人以阴阳思想去认识世界的过程中,发现了一个问题。用阴阳的确可以帮我们把世界看得更加清晰,但是,仅靠这一思想,得来的认识有时太过模糊了,容易让自己混淆起来。于是古人继续思考世界,体验万物,于是发现了五行。

五行所讲的木火土金水,可以把它单纯地理解为五种物质。但这样的理解太过肤浅,也无法真正用来指导我们认识世界。我们这里还是继续尝试用体验的方法,解读五行的意蕴。首先静心,和前面是一样的。如果呼吸不匀,坐姿不正,杂念丛生,请先做调整,再继续来读。

花草树木,看似柔弱,其性坚韧,曲直而生,为木。

植物多青色,味多酸,春季生发,遇风则动;所以绿色、酸味、春季、生、风等皆通于木气。

助读:春季万物都开始生长发育,自然界一片嫩嫩的新绿,如一个初生的婴儿，充满了勃勃的生机。春季的风与冬季凛冽的寒风不同，冬天的风刚硬刺骨，更多地显示了冬季寒冷的性质，并非纯粹的风之性。春风则不同，"野火烧不尽，春风吹又生"，春风吹散严冬的阴霾，给世界带来生气。太阳每天从东方升起，初升的旭日，显示出蓬勃发展的动力。草木虽然看上去弱不禁风，一阵微微的风，也会让枝叶摇摆不定；其实树木内心坚定的很，一定要生活下去，一定要争取更好地活下去；这种精神，叫作坚韧。坚韧的目的只为一个字：生。

火焰熊熊，焚化万物，其性炎上，为火。

火焰色赤，万物经火则苦，夏季繁茂，天气炎热；所以红色、苦味、夏季、长、热等皆通于火气。

助读：夏季烈日炎炎，万物繁华茂盛。不再是孩提嬉戏，而是三十而立，需要风风火火地开创事业了。不是欣欣向荣，而是宏图大展。火热是极盛的表现，都希望过红红火火的日子，没有人羡慕草绿样的生活；遇到婚宴佳节，四处张灯结彩，热闹非凡，满视野都是一片红彤彤。只是每当繁盛已极，往往就会有淡淡的苦涩开始滋生了。

金玉砂石，看似坚硬，其实脆弱，善作兵器以杀生，为金。

金石多白色，辛辣善行则生燥，秋季丰收，干燥凉爽；所以白色，辛辣、秋季、收、燥等皆通于金气。

助读：秋季天高气爽，夏日的炎热暑湿，都随着一阵秋风来至而荡然无存。天气转凉，气候干燥，便成了秋季的特征。寒凉就会收引，所谓热胀冷缩；干燥就会坚固，譬如海水成盐。这样的季节里，草木开始把自己在整个夏天所做的卓有成效的工作进行总结，成为丰硕的果实。金属外表坚硬无比，但一经火，就熔化为水，完全失去了固有的性格；与木那种焚烧成灰也不改意志坚定的刚毅性格完全不同。这样的性质，被人发现，制造出各种武器以杀生。金属坚硬是因为有燥，金气内敛是因为有凉，金有杀气是因为其本身就是一个死物。

水性阴柔，其性趋下，滋润万物，为水。

水深则色暗近于黑，水聚成海则味咸，冬季严寒，万物闭藏；所以黑色、咸味、冬季、藏、寒等皆通于水气。

助读：冬季严寒，风雪交加，鱼沉水底，虫兽冬眠，季鸟南迁。凉为小寒，故秋气收敛;寒为大凉,则冬气封藏。水性柔弱下行,于卑贱之处滋养万物,是有大义之物。老子赞之曰:上善若水。

土性敦厚,承载万物,供养万物,为土。

黄色为土本色,土气本湿,化生万物,以甘甜为主;所以黄色、甘甜、化、湿等,皆通于土气。

助读:大地被我们尊奉为母亲,就是因为土性宽厚容忍,默默地承载着万物,供养万物而无怨无悔。土能供养化生万物,与湿气密不可分。广袤的沙漠里,仅有的一点绿色,一定就是与水湿有关。湿与水,同类而不同性。水有形,湿无形。水为湿之聚,湿为水之化。水化为湿,藏于土中,才真正具备了化生万物的能力。

五行的思想,可以发挥演绎出很多有意思的东西。以下仅举一例,来加深下印象。

豆子,无论青红黑黄,都有一个共同的特点,形态上很像我们的肾脏。而且性质沉重趋下,圆滑流利易行,与水的性质很相似。水又有一种特性,就是腐化万物。火就不用说了,火本无形,遇到水就消失了;木遇水会腐化为朽木;金遇水会腐化为铁锈,土遇水则腐化为泥浆。那么将豆子浸泡于水中,再研磨成浆,凝聚成形,就变成了脍炙人口的豆腐。那么,在中医的理论里,豆腐会有怎样的作用呢?

西方文明追求理性的思考,严密的逻辑,依循因果律,用现象与本质的概念,来揭示世界的本原。而中国传统文明更注重感性的智慧,直觉的顿悟,以事物表象为出发点,用心去聆听,去感触,去体验世上的万物。

在明白了五行最初的意义之后,进一步思考五者间的关系,会发现这五行的组合确实十分巧妙。五行之间,有相生有相克,还有所谓的制化。

1. **五行之相生**　木火土金水,这是五行间相生的次序。木可以点燃成火,火可以焚物成土,土可以燥化生金,金可以熔炼成水,水又可以滋养生木。

在这五种相生关系中,前者为后者母,后者为前者子。如木生火,木为火之母,火为木之子。通过"母子"这种形象的关系界定,把五者很好地连接起来。

2. **五行之相克**　木土水火金,这是五行间相克的次序。草木破土而生长,土可筑堤而防水，水可灭火，火可灼金，金可折木。

在这五种相克关系中，前者为后者所不胜，后者为前者所胜。如木克土，木为土所不胜，土为木所胜。

无疾按：如果看上去有点晕，干脆跳过去也不会影响理解；大的道理明白了，小的文字是可以放弃的。无疾这段的介绍，主要是希望给大家提供进一步学习所必需的一点知识而已。

3. 五行之制化　对五行的相生相克关系仔细来看一下，会发现这些关系非常有趣。仅以金木火三者为例，其他同理可推。

一棵大树，无论怎样的粗壮，也怕用斧头来砍，所谓"金克木"。于是大树自断些枝叶，点燃生火，所谓"木生火"。而金本身又是怕火来烧的，因为火可以炼金成水，所谓"火克金"。所以，金出于对火的畏惧，就不敢对木太多的欺侮。这样，木通过生子火来威慑金，从而保持了金木之间相对平衡的状态。这种现象，在中医学中称为"制化"。

阴阳五行的思想，是在古人以观察、体验和思辨作为主要方法，来认识世界的过程中，发展出的哲学思想。我们选用任何一种方法来认识世界，实际上都是片面的。阴阳五行是这样，现代的科学理论也是这样。我们永远不能期待，通过阴阳五行，我们就可以完全地把握一切的真理。最终检验理论正确与否的标准，就只有一条，叫作实践。

无疾认为：阴阳五行思想最有价值的地方，并不是为我们规定了不同属性的物质之间，必然存在的某些规律。而是提示我们，**事物往往并不仅仅像我们表面看到的，只是一件独立的现象；它的背后，往往隐藏着纷繁复杂的各种关系。阴阳五行，就是帮助我们认清各种关系，发现真理所在的一把钥匙。**

下面我们就来看一看，中医如何运用这把钥匙，破解人体与疾病的密码。

二、阴阳五行与中医学

中医学理论上，处处体现着阴阳五行的观念。以下我们还是从生理和病理两个方面来讲。

（一）阴阳五行与人体

1. **阴阳** 中医学对人体的认识，实际上就是阴阳五行的思想在人体上的应用。

人体有上下，则以腰为界，腰以上为阳，以下为阴。

人体有中外，则脏腑居中为阴，四肢在外为阳。

人体有表里，则皮毛筋肉在表为阳，骨髓在里为阴。

以阴阳为总纲来认识人体的结构，则人体可有上下内外之别，是为大体；用阴阳的思想来认识人体的生理过程，则更可以启迪智慧，洞悉自然。这里仍用我们前面讲到的以火温水来化气的例子，来看看人体的生理过程。

人体各个脏腑组织要实现各自的功能，首先需要一个相对恒定的温度，也就是我们的正常体温。这个体温，就是锅下面燃着的火。而我们人体固有的脏腑组织，这些有形的器官，就是锅里的水。当微火燃起，水渐温热，锅里开始有蒸气徐徐而出时，就是人体内的"气化"的过程开始了。通过气化，吃进去的饮食物被转变为"水谷精微"和糟粕；前者用来供养人体，后者被传导排出体外。通过气化，肺脏主持呼吸运动，人体不断地吸入清气，呼出浊气。通过气化，心脏推动血液在脉管内运动不息，荣养周身。一句话，**人体内各个脏腑的功能，都有赖于"气化"**。而气化的本质，就在"阳加于阴"。有朋友问：如果锅里的水一直是那么多，最后不是就会被烧干？其实何止是水，如果一直持续不变，锅下的火也会熄灭。生命之所以能够成为生命，就在于生物体具有不断自我补充的能力。我们每天摄入饮食物，吸入新鲜空气，就是在为身体补充进锅里的水，和锅下的火。

如果气化的过程不能正常进行了，人体会表现出哪些问题呢？稍后我们再继续讲。

2. **五行** 中医学理论中的人体，实际上就是以五脏为核心，不断向外延伸扩展出的一个整体。

五脏—五腑—五体—五窍—五情……

中医学理论的发展成熟，是经历了很多年的不断完善才得以完成的。在理论完善的过程中，相当多的文化、社会、政治因素等一起参与了中医理论的构建，这就使得中医理论本身的成分变得非常复杂，理解起来的难度也越来越大。

用五行理论来阐释人体的过程中,就涉及很多这方面的问题。作为业余兴趣,大家似乎没有必要在这种专业性很强的问题,中医界内都无法统一认识的问题上,太过苛求自己。下面仅将中医理论中五行与人体关系最为密切的一部分知识列表出来,以备用。

事物属性五行归类表

自然界						五行	人体				
五味	五色	五化	五气	五方	五季		五脏	五腑	五官	形体	情志
酸	青	生	风	东	春	木	肝	胆	目	筋	怒
苦	赤	长	暑	南	夏	火	心	小肠	舌	脉	喜
甘	黄	化	湿	中	长夏	土	脾	胃	口	肉	思
辛	白	收	燥	西	秋	金	肺	大肠	鼻	皮	悲
咸	黑	藏	寒	北	冬	水	肾	膀胱	耳	骨	恐

(二) 阴阳五行与疾病

1. 阴阳与疾病

由于阴阳间存在着相互为用,又相互对立制约的关系,正常状态下,阴阳会处于一个动态的调节过程中。阴阳的量是相对平衡稳定的,表现在人体上,就是健康。而一旦这个平衡被打乱,疾病就发生了。阴阳失去平衡,主要有以下四种形式:阳偏盛,阳偏衰;阴偏盛,阴偏衰。

前面我们讲了"气化"的生理过程。人体要维持正常的生命活动,需要不断补充水和火,让阴与阳维持在一个相对平衡稳定的状态中。如果出现了上面四种不平衡的状态,会出现什么问题呢?继续用水火的比喻来讲。

如果烧水用的火太大了,水温持续升高,过不多久,锅里的水就沸腾起来了。在人体内,这种状态就成了发热。患者高热不退,满面通红,大汗淋漓,这就是锅底的火太大了。治疗的方法,就是把这些火取出一些。中医有一种通过苦寒清火,令热从大便出的治法,被形象地称为"釜底抽薪",讲的就是这个道理。

下面的三种情况,还是给大家留作思考吧。通过这种形象的思考,对认识中医的基本思想,把握中医的基本精神,都会很有帮助。

　　有朋友问,理解这些阴阳盛衰的道理,有什么用处吗? 还记得我们讲过,中国的传统文化是非常崇尚实用的吧。阴阳理论,就是因为实用性太强了,才被后世奉作中医学理论的核心思想的。我们下面看一则病案,体会一下阴阳如果出了问题,人体会有怎样的表现。

　　病案 1　李某,女,40 岁,干部。2 个月前发热恶寒,无汗,体温 38~39℃,右侧胁下压痛,拒按,在医院住院治疗。曾点滴西药抗炎类药物三个疗程,体温由持续高热转为每日下午二时开始发热,此时体温由 37℃ 开始逐渐上升,到夜间零时可达 38℃ 以上,然后开始逐渐下降,到第二日晨起时,体温基本恢复正常。患者继续用消炎药物与其他药物,"热"仍不退,口燥咽干,腹部胀满,右胁下压痛,拒按,舌红少苔,脉细数。

　　这个病案中,患者由于外感引起发热。经过大量西药治疗后,发热温度虽然降低,持续时间虽然缩短,但是发热始终无法治愈。如果用中医理论来认识西药,那么抗生素类的药物,大多可划分在"苦寒药"一类。这类药的特点,是善于直接把体内过分的阳热清泻掉。是什么原因,让这位患者,在长期使用大量抗生素药物的情况下,仍发热不退呢?

　　中医有一句话,"**寒之不寒,是无水也**"。如果一个病人,出现大热表现,我们用正常的寒凉药来治疗,效果却不明显,这时就需要考虑一个问题,这个患者,是不是存在阴虚的问题了,也就是所谓的"无水"。接诊的医生,在这样的思路指引下,再经过对症状的仔细辨识,作出了"阴虚发热"的诊断,并给予相应的治疗,获得了很好的效果。

　　如何诊治疾病,是我们在诊断一章需要重点理解掌握的。今天的重点,是理解阴阳理论对治疗的指导意义。如果没有阴虚生热这样的思想做指引,对热性疾病一味采用清热解毒的方法来治疗,结果就会出现病案中患者遇到的情形了。

　　上面讲的,主要是在全身范围内出现的阴阳偏盛偏衰。其实这种盛衰的情况,还可以是表现在某个局部的。比如心火亢盛出现的口舌生疮,肺火盛引起的流鼻血;肾阴虚引起的耳聋耳鸣,肝阴虚引起的眼睛干涩;脾阳虚引起的腹胀腹痛,心阳虚引起的心慌,等等。

　　这里就出现了一个问题,当疾病的发生不是全身性的,而是集中在某一些特定的部位时,我们就需要对病位进行明确的区分。但此时如果单纯地依靠阴阳理论,就显得有些欠缺了。用阴阳的理论来区分事物,虽然可以帮助我们把握住大的方向(也就是疾病的寒热虚实等性质),但是总是一种过于笼统模糊的方法。这时,我们就需要另外一套理论,来帮助我们对疾病的位置进行更明确的把握了。那就是五行理论。

　　2. 五行与疾病

　　如果说阴阳主要通过是否平衡,来从整体上判断疾病性质的话,五行理论一方面让我们可以更加明确地判断疾病的位置,另一方面有利于我们了解疾病下一步的发展动向,从而提前有所防范。

　　由于前面讲到的,中医理论中,将五脏与五行作出了明确的链接关系,继而在五脏的基础上,把五腑、五体、官窍等一系列人体的脏腑组织器官与五行紧密地联系在一起。这种以五脏为核心的中医"解剖""生理"体系,就为我们辨认疾病的病位打下了基础。我们现在还没有讲脏腑,不过或许通过对五行理论的意会,大家已经可以有能力对一些常见的病证,作出基本的病位判断了。我们先来试一下吧。

　　病案 2　患儿李某,女,9 个月。咳嗽 3 天,喉中痰鸣,伴鼻塞流清涕,身有低热,乳食减少,夜寐不宁,腹胀,大便质稀色白、量多。舌质淡红,苔白腻。

　　病案 3　陈某,女,37 岁。咳嗽 1 周,干咳少痰,咳引胁痛,口苦咽干,心烦易怒,大便干,舌质红,苔薄黄,脉弦。

　　以上两位患者,主要的表现都是咳嗽。咳嗽本身是肺脏的问题,这个不需要多讲。但是,当我们仔细去体会这些症状的时候,就会发现,虽然都是咳嗽,但两者的表现却完全不同。大家不妨先按照自己对五行理论的理解,看看上面两个病案,除了肺金之外,还涉及了哪些"行",或者说"脏"呢?

　　先是来回忆下五行中,土与金的关系。土生金,土为金之母。在人体就是脾生肺。意思是说,脾脏通过消化吸收饮食物的功能,化生出气血,提供给肺脏,帮助肺脏完成其自身的生理功能。病例 2 中的情况,是小儿着凉感冒后出现咳嗽,咳嗽本身是很消耗肺脏之气的一个症状。我们见到长期慢性咳嗽的患者,咳的声音很低沉,说话也不够响亮,就是一种肺气虚的表现。而**肺为脾之子,当肺的功能不足时,便会向母亲求救。**母亲如果身体强健,可以帮助儿子自然很好,但如果母亲本人的身体状况也不是很理想,就会出现母亲奋不顾身地搭救儿子,最后连自己也跟着陷入疾病中。这种现象,中医学称之为"子盗母气"。这位小患者,就是由于本身的脾胃功能还不健全,又着凉咳嗽,才导致了肺病及脾,母子同病的。

病案3还是留作思考题,请大家独立完成吧。学习的过程,需要思考。子曰"学而不思则罔"。这个思考的过程,是没有任何其他人可以替代的。

五行理论对中医诊治疾病的指导意义,还有一个方面,就是在帮助预测疾病的传变。预测的依据,主要还是五行之间的生克关系。这部分内容我们不再重点讲解了,只给大家提供一个中医学中提到疾病传变时,必然会用到的一个最经典的例子:"见肝之病,知肝传脾,当先实脾。"原文出自医圣张仲景的《金匮要略》。意思是说,由于肝木本身有克脾土的天性。当肝木受邪,表现出一种病态的亢奋状态时,就会趁机侵犯脾土,导致脾脏也生病。所以在治疗上,见到肝脏的病,就应该想到脾。先通过补脾的方式,使脾土强健不会生病;而肝脏的邪气无法传播,也就更容易控制和治疗了。这个例子之所以称为经典,就是因为这种肝病传脾的现象,在临床上,在生活中都非常的常见。举例来说,一个人刚刚大怒如雷霆,接下来他会食欲大开,饭量激增吗?

最后,再占用一点点的空间,再次审视一下体验的方法。注重体验,是中医学理论的一大特色。但是,绝对没有排斥逻辑推理的意思。体验更注重的是一种直觉的感受,而推理则更强调理性的推断。二者都是在思想层面上完成的,不过前者更侧重于心,后者更偏重在脑。二者各有千秋,无法相互替代。单纯由体验形成的理论会像海市蜃楼,美丽但虚无缥缈;单纯靠逻辑搭建的理论就像呆板的城墙,扎实却没有生气。

今天的中医界,乃至主流社会的思考方式,都更倾向于逻辑。对于体验的方式,总认为很玄,根本无法把握,甚至有人以此作为攻击中医的证据。无疾以上特意反复地强调体验的方法,实在是为救一时之偏。细心者会发现,在讲解阴阳五行思想的整个过程中,无疾总是会有意无意用到逻辑的方法。

思考

1. 一颗柳树和一只狮子相比,谁属阴,谁属阳呢?

2. 阴阳之间,存在哪些相互关系呢?

3. 木、土、水三者间,存在怎样的相互关联呢?

4. 请尝试通过五行的视角,重新发现一处身边的生活场景吧。

人体生理之谜——脏腑经络

　　脏腑理论和经络理论，都是在一定解剖学知识的基础上，经过古人丰富的体验和思辨，最终在头脑中完成的"理论模型"。这与现代医学理论中的内脏器官存在本质区别。前者在写意，后者在写实。自民国以来，科学之风渐盛，就开始不断有人对中医学理论提出质疑，甚至发展成要废除中医的极端主张。原因就在于，用写实的标准，来评价写意的作品。

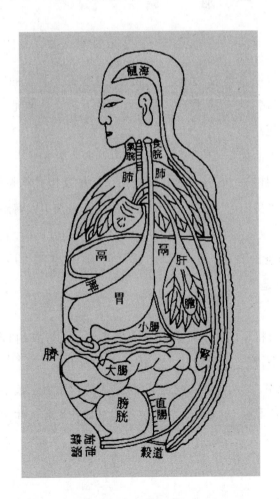

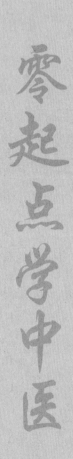

零起点学中医

中医学基础理论的核心内容,是脏象理论。我们前面提到了如何运用体验的方法来认识肝脏的生理功能,那么其他几个脏腑的功能,中医又是怎样认识的呢?

脏腑是生命活动不可或缺的有形器官。然而单有脏腑还是不够的,我们还需要有物质来为这些脏腑提供营养,为生命活动提供动力的源泉。这些物质,就是气血。血比较好理解,我们都有见过;但气是什么? 气与血又有着怎样的关系呢?

气血在体内的运行,不是随心所欲地到处乱走,而是依循着一定的途径和方向前行的。这个途径,就是经络。大家可能有见过经络小人的模型,至少是看到过一些经络图。这些经络在人体内的行走路线,古人是如何发现的呢?

一、 脏   腑

(一) 五脏

我们平时把眼耳口鼻等器官称为"五官",实际上,这些并非真正的"官",而只是五官与外界沟通的"窍",也就是官窍。那么真正的五官又是谁呢? 这五官的工作职能又是怎样的呢?

试想一个国家要实现长治久安,最重要的职位有哪些呢? 首先要有一个英明的君主,总揽国家政事。君主之外,还需要一批忠肝义胆的文臣武将来辅佐。文要有德高望重的宰相来主持内务,武需要威仪豪迈的将军来荡平四海。将相之后,国家的安定离不开农业作基础;农业的发展,少不得水利做后盾,农业部长和水利部长自然也是显赫的要职。在人体内,这君主、宰相、将军,以及主持农业和水利的官员,又分别是谁呢?

1. 肝

中医学中肝脏被比喻成将军。这个比喻,就是从我们讲过的肝脏的"木性"发展出来的。前两章讲稿中,都有涉及到肝。这里一起简单回顾一下。

通过最基础的解剖观察,古人直观的发现,肝脏是人体内藏血量最多的一个脏器,从而认为肝脏具有"藏血"的功能。古人又把血液比作滋养人体生命的水,而木正是从水中而生。古人于是将肝脏的五行属性归于木,从而将"**木喜条**

达"的特性移嫁到肝上,认为"**肝主疏泄**"。也就是肝有保持人体内气的运行顺畅、舒展,不出现郁滞的功能。随着脏腑理论的完善,肝主疏泄功能的重要性不断提高,成为肝脏最为重要的生理功能。

生活中我们可以发现,一个人心情不好,常常会见到两种不同的反应。一种人喜欢生闷气,把所有的不快憋在心里不讲;另一种人点火就着,遇到些不顺心的小事就暴跳如雷。这两种情况,都与肝的功能失常有关。第一种情况,主要是肝木疏泄的功能太弱了;当体内出现气的郁滞时,肝没有足够的能力,把郁滞消散开。气滞越来越严重,导致了一些病证。中医把这种情况叫做肝气郁。对这样的肝木不及的情况,就需要用柴胡一类疏肝的药物,帮助肝来加强疏泄的功能,把气滞散开。而对于第二种情况,原因主要是肝木的功能"太过强盛"了。中医把这种病证,叫做肝火旺。需要用龙胆草一类清泻肝火的药物,把肝脏中过于亢盛的阳气清除一些,来维持肝脏自身的阴阳平衡。

2. 心

古人将人体解剖之后,发现心脏与血管连在一起,里面存留有血液。古人把血管称为脉,是气血运行的通路,于是提出了心脏的第一个生理功能,"**心主血脉**"。接下来,古人又发现,心脏所处的位置,最外面有胸骨、肋骨在保护;近一层后,心脏还受到肺脏的保护;最里面的一层,在心脏的表面还有一层心包。这些结构,把心脏包裹得严严实实,外界的风吹草动根本无法伤害到心脏。这样优厚的待遇,在古代只有君主才有资格来享受。古人于是把心脏比作人体的君主。国家有大事发生,必须先禀告君主,听从君主的安排。要治理好一个国家,没有非凡的智慧和勇气是万万不行的。古人把这种身负重任而不慌,日理万机而不乱的能力,称作"神明"。相应的,人体要完成正常的生理过程,保持良好的状态去工作,学习,生活,一时一刻也不能离开心脏来主持大局。所以中医学认为"**心主神明**"。

讲到这里,必须提一下"脑"的问题。现代医学通过解剖学和生理学的研究,发现在人体真正主管"神明"的,也就是主管人的思维意识精神的器官,是脑。这是不争的事实,无疾不想对究竟谁主神明作任何争辩。只想举两个事例,与大家一起来思考。朱砂的颜色是红色,与心火同;中医经常用此药来安神,用于治疗心烦、癫狂等精神性病症。百会是头顶中央的一个重要腧穴。古人治疗精神情志类疾病时,经常会用到此穴。这两件事提示我们:古人在进行医疗实践的过程中,"心主神明"的理论,是可以为医生提供治疗思路,对临床发挥指导价值的。同时,"心主神明"的理论,并没有对古人的思想产生根本禁锢;发现针灸头部腧穴,可以很好地治疗精神情志疾病后,古人不会因为受到"心主神明"的影响,就将宝贵的经验置弃不用。

今天的我们,在学习古代先贤智慧的时候,态度很重要。我们是以古人为师为友,恭谦地来学习;还是与古人为仇为敌,刻薄地吹毛求疵。**态度会决定我们最终从古人那里得到的东西,是有用的智慧,还是无用的故纸。**

3. 脾

中医学所讲的脾,实际上包括西医解剖学中脾脏和胰脏两个脏器。由于二者在位置上与胃紧密相连,古人便联想脾脏的功能,主要是把吃进到胃中的饮食物进行消磨转运,进而演变成为"**脾主运化**"的基本生理功能。饮食物在体内的运化过程,我们在六腑部分会详细讲到,这里就不做重点分析了。饮食物通过消化吸收,转化为气血,为人体提供营养和动力。而消化吸收的功能,需要脾脏来主持。中医学因此将脾称作"后天之本","气血化生之源"。

除此之外,脾脏与肝脏相似,也是一个储藏有大量血液的器官。古人把这一点,与脾为气血化生之源,以及下面要讲到的气血关系结合在一起,提出了脾"**主统血**"的功能。我们知道人体内血与气相对,血有形属阴,阴主静;气无形属阳,阳主动。血自己是不能运动的,需要经过气的推动,才能在经络中运行。如果把气比作一匹驾车的马,那么血就是马车上装载的贵重货物。货物通过马车的运载,到达全身,给各个脏腑器官补充营养。然而马车载着货物前行还需要一点保障,就是要沿着大路前进,而不能随意的信马由缰,到处乱走。这就体现了气对血的另外一个很重要的作用,叫作"**固摄**"。气要保证血在脉内运行,而不是在体内四处横行。一旦气的功能不足,这种固摄血液的能力下降,就可能导致便血、崩漏等出血性疾病。我们知道脾最重要的功能在于运化水谷,化生气血。脾的功能下降,就很容易导致气的生成不足,从而使血失固摄。

4. 肺

肺与气管相连,通于鼻窍。这就决定了肺脏最基本的生理功能"主气司呼吸"。肺脏通过主持呼吸运动,使人气与天气相通,人与自然形成了一个有机的整体;通过主持呼吸运动,肺脏同时主持了人体内气的升降出入。呼气时,气向外,向上;吸气时,气向内,向下。

再来看下肺脏的位置和形态,它像一口大钟一样,守护在心脏的周围。古人据此认为,肺脏就像威严的宰相,身居君主两侧,将君主的旨意传达给百官,协助君主对百官进行治理。这位宰相的职能,在中医学中被称作"**肺主治节**"。肺主治节的功能,与肺主气的功能其实是密不可分的。人体内气的升降出入,都会随着一呼一吸的节奏,井然有序地进行。恰似一位德高望重的宰相,运筹帷幄,时时掌控着全国上下的局势。

最后,肺脏还有一个功能,叫做"**通调水道**"。中医治疗疾病时,有一个很有趣的治法,非常形象地表现了肺脏通调水道的功能,叫做"提壶揭盖法"。生活中我们会有这样的体验,我们每天用到的茶壶,在盖子上都会留出一个小孔。当我们用茶壶倒水时,空气可以从小孔进入,水就会顺畅地流出来了。如果不要这个小孔,而且把壶盖的四周用泥巴糊住。这时再想把水倒出来,就万万不能了。其实在物理学上,道理十分简单,是由于大气压的作用而已。但在中医学中,古人却根据这个生活中的现象,把它用到医学的领域,成为一种治疗小便不利的重要方法。肺的形态像一口大钟,不但护卫着心脏,而且护卫着下面所有的脏腑,与茶壶上的盖子何等相似。当肺的功能正常时,人气与天气相通,就像壶盖上留有小孔。肺脏一旦受到病邪侵袭时,肺脏主气的功能受到影响,就像壶盖上的小孔被封死了,就可以出现小便的不畅通。此时我们无论用多少通利小便的药,效果都不会明显。最好的方法就是,把壶盖揭下来,也就是宣肺的方法,让天气与人气相通,小便就自然会顺畅地流出来了。

5. 肾

"肾虚"这个中医学词汇,在今天几乎成了人所共知的流行语。似乎中国人都多多少少的需要补补肾,才是对身体最好的呵护。中医学中的肾,究竟是怎样的一个器官呢?

前面我们提到过,古人通过对人体的解剖,发现肾脏的位置是五脏中最靠下的;而且肾脏中可以闻到很强的小便气味。古人据此认为:肾脏与人体的水液代谢功能关系十分密切,从而提出肾脏最基本的生理功能"**肾主水**"。

水对于任何生命体而言,其重要性都是不言而喻的。我们平时讲"饮食物",古人说"水谷",都是先谈水,再讲谷,一定程度上也反映了古人对水的重视。肾作为人体内的"水利部长",其重要性可想而知。但今天我们常说的肾虚,往往不是指肾主水的功能出现了问题,更多的是指肾脏更重要的一个生理功能:**肾主藏精**。

这里的"精",主要指的是生殖之精。肾的位置在五脏中最低,与生殖器比较接近;肾脏的形态与男性睾丸的形态比较相似(睾丸有"外肾"之称);肾脏与腰部相邻,中医有"腰为肾之府"之说,而过度的性生活很容易引起人的腰部酸软无力、疼痛等表现。种种迹象都表明,肾脏与性方面的生理功能有着很密切的联系,肾也就自然而然地与生殖之精联系在一起。

思考

回想一下,自己或家人的身体,哪一个脏出现的问题比较多?具体表现是什么?

(二) 六腑

五脏是人体内最为重要的"五官"。而这些官员的手下,常常还需要一些副手来协助工作。譬如宰相虽然主管国内政务,但也需要交通部门的配合,才能把地方的声音一步步传递到中央,把中央的部署规划一步步传达给地方;将军虽然勇猛过人,但有时难免少谋寡虑,所以就需要军师来出谋划策;农业部长虽知"民以食为天"的道理,但也需要大量从事一线农业耕作,和指导耕作的专业技术人员的配合;水利部长虽然大权在握,但总需要各地分管江河湖泊的官员携手共进,才能将水治好。那么,这些助手的角色,又是由谁来担任的呢?

1. 胃 小肠 大肠

人体要进行正常的学习工作,人要正常的思考,五脏功能要得到正常的开展,有一个非常重要的前提,就是需要不断地从外界吸收营养,向外界排出对人体无用的废弃物。这一过程,在现代医学中被认为是由消化系统来完成的。在古代中医学中,这个过程又是如何实现的呢?

胃、小肠、大肠,是前后相续,关联密切的三个腑,共同形成了人体内将饮食物消化传输的"谷道"。在古人的眼里,人体的消化过程,大体是这样的:

首先我们吃下去的饮食物,会由胃来接收。并由胃中之火来腐化食物,为进一步的消化吸收打好基础。胃的这个作用,被称作"**胃主受纳腐熟水谷**"。如果胃里的火不够了,就没有能力把食物很好的"腐熟"。就像锅下的火很小,每次蒸出来的米饭都是夹生的。面对这样的饭,恐怕很难有食欲可以吃的下去。如果反过来,下面的火太旺了,锅里面炖好的肉都化成糊糊,怎么吃都感觉吃不饱;这就是胃火太盛了,中医所谓的"邪热能杀谷"。

接下来,经过腐熟的食物被传送到小肠,小肠所从事的工作,有点类似于一只筛子,把这些食物"过滤"一下,对人体有益的部分被留下来,进一步消化成精微的营养物,被人体吸收。而糟粕的部分,则继续向下传递给大肠。小肠的这一功能,中医称为"**泌别清浊**"。如果小肠泌别的功能出现问题,人体就无法区分出食物哪些有用,哪些无用,结果这些精华和糟粕混杂在一起排出体外,就出现了腹泻。

最后经过小肠滤出的食物糟粕部分,继续向下传递给大肠。大肠在中医称为"**传导之官**",主要的职责,就是传导这些食物糟粕,排出人体。千万别以为这个传导的芝麻小官就不重要,今天不知有多少朋友,都是由于大肠的问题,而出现长期的便秘或腹泻,给身体带来很多的不适。便秘都是上火吗? 腹泻都是肠胃虚弱吗? 与具体病证相关的内容,我们在诊断、辨证的章节里还会详细讲到,请继续关注。

实际上,我们上面讲到的三个腑:胃、小肠和大肠,如果要实现正常的功能,也离不开一个重要的概念,叫做"气化"。其实何止是这三个腑,对人体的各个脏腑而言,气化都是时时刻刻在进行着的。仅就这三腑而言,所谓的气化,更多的是指脾气的推动,来保证三腑实现正常的功能。脾气的虚弱,在胃,则表现为不思饮食;在小肠则表现为腹胀、腹泻;在大肠则表现为便秘。这里还有一个很有意思的症状,顺便说一下,叫做大便"初头硬,后必溏"。是说排大便时,开始的部分比较硬,到后面反而是稀的了。你认为,是什么原因,导致了这样的问题呢?

2. 膀胱

古代的交通运输,只有水路和陆路两种;于是也把这样的知识应用到人体上,形象地将胃肠的消化道称作谷道,而膀胱出小便,则被称作水道。与胃肠消化传导的功能实现,需要脾的气化作用来支持一样,膀胱主水道的功能,也需要一个脏的气化作用来主持,就是肾。

中医学对人体水液代谢的过程,是这样认识的:首先水液进入胃,通过脾气的运化,将水向上布散到肺,再通过肺脏来通调水道,把水液向下传递到膀胱。通过这样一上一下的传递,水液得以遍布周身,滋养各个脏腑。当然水液在体内的运动,都离不开肾脏的主持。

以上就是经典中医学理论中,对水液代谢过程的大体描述。不知大家看后,是何感想? 无疾在这里,简单谈一下自己的看法。

古人没有对解剖学发生强烈的兴趣,因为对"真理"的追求,从来不是中国传统文化的方向。古人更在乎的,是如何将已有的知识,运用到实践中来。在实践中发现一些不合理的地方,就对理论进行修改。最终形成了今天的中医理论。

水液代谢的问题也是这样。古人最终将理论确定成上面的形式,最重要的原因,还是源于医学实践。中医学治疗水液代谢方面出现的问题,比如水肿,比如小便失禁,比如小便不通,都会讲到三个重要的脏器:肺、脾、肾。而针对此三个脏器给予的治疗,往往又是对上述病证非常有效的方法。正是基于这些实践的基础,古人尝试思考三者与水液代谢的关系,才最终在头脑中构建了这样一个水液入胃,经脾,达肺,到膀胱的理论模型。对于这样的理论,如果我们完全抛开历史,不考虑古人的环境,硬是用今天科学的解剖学知识来否定古人,那么你会在满足了自己作为胜利者的虚荣心的同时,也就失去了与古人交流,吸取古人宝贵经验智慧的机会。

3. 胆

胆在外形上,是一个中空的囊,看上去与上面其他四腑相似。但食物的传导不会经过胆,水液也是一样。也就是说,胆并不具有腑经典的"传化物"的作用。所以把胆作为六腑之一,理论上是有失严谨的。不过,站在实用的角度,并没有太大的妨碍。以下只从两个侧面,来认识一下胆腑的功能。

一个人临危不惧，泰然自若，我们会讲他胆识过人。这里的胆，就体现了中医理论中，胆的一个很重要的功能，所谓"胆为中正之官，决断出焉"。无论所处的局势多么混乱，无论面临的困境多么险恶，都有勇气面对一切的挑战；这样的人，胆气充盈，刚毅果敢，心中有正气，言语显决断，称为勇士。反之，遇事畏缩不前，环境稍变，其心大乱，惶恐不安；这样的人，胆气不足，懦弱胆小，犹豫不决，称为怯士。

另外一个词，耳熟能详，叫做"肝胆相照"。讲五行时我们提到，胆的位置依附于肝内，紧密相连，二者的关系非常密切。而肝脏脾气暴躁，刚烈勇猛，是一位能征惯战的将军。而胆腑则性情中正，威严果断，是一位稳坐中军帐的军师。譬如廉颇与蔺相如，张飞与诸葛亮。只有肝胆齐心协力，并肩作战，才有可能取得战争最后的胜利。

4. 三焦

三焦，顾名思义，包括上焦、中焦、下焦三部分。历来是中医脏腑理论中争议最大的一个腑，这里也不想花费太多的笔墨。只是简单地让大家对三焦有一个基本认识，了解一下三焦对于中医诊治疾病有怎样的作用，也就是了。

书本上讲的三焦似乎很简单，就像个大口袋，把所有其他的五脏五腑都装在里面。但是，三焦到底长什么样子呢？胃肠膀胱胆我们都可以看到摸到，三焦怎么看不到呢？对这个问题，无疾以为，从整体观念的角度来认识，或许会更好理解。中医学认为人体的脏腑并不是割裂开的，彼此间存在着密切的关联。三焦正是把整个胸腔腹腔看作一个整体，气与水谷在其中上下通行，上闭则下塞，下堵则上壅。因此，我们可以把三焦看作是一个理论模型，而不是一个实体脏器。那么，三焦这个概念，是不是就毫无价值呢？

既然三焦是人体内最大的一个腑，其余的脏腑都在其中，那么我们就可以把三焦理解为一条通道，贯通人体躯干的上下。在这条通道中，有气的运行，也有水的运行。如果三焦通道的功能出现异常，就很容易发生气的郁结，水的不行。方剂学有一个经典的方子，叫做三仁汤，就是分别用杏仁、白蔻仁和薏苡仁来清利上中下三焦的湿热，从而通畅三焦的气机。清代医家吴鞠通，更是依照三焦的理论，确立了一套针对外感发热性疾病的辨证体系，称为"三焦辨证"，就是从上中下三焦的部位，来表示外邪进入人体后从上到下的传变规律。可见，古人对三焦的认识，并不是纯粹的摆设、配件，而是可以在治疗思路上，给人以启迪，教人以大略。

二、气　血

人体只有五脏六腑、躯干四肢这些形体还不够，还需要有一些专门的物质来营养、激发这些脏腑的功能。这些物质，就是气和血。

血的概念比较好理解，主要是指在血管中运行不息，流动不止的血液。血主要的作用在于为全身提供营养。但气究竟是怎样的物质呢？我们知道五脏六腑是人体不可或缺的器官。但在生死转换的一瞬间，一个活着的人，与一个死去的人，体内脏腑其实并没有根本不同。那么生死的关键在哪里呢？

用生活中煮饭的例子，可以很清楚地说明脏腑与气之间的关系。如果我们把米洗好，水加好，放在锅里，过上三天的时间，米也不会熟。但如果在锅下架起火来煮，那么半小时后，一锅米饭就可以吃了。米还是当初的米，水也还是当初的水，一个冷冰冰无法充饥，一个香喷喷令人垂涎，关键就在于有没有火。对人体而言，气的作用就像这锅底的火。人体正是由于这一份气的存在，才使得死的脏腑运转起来，才使得生命真正成为生命。具体来讲，由于肺脏有气，肺才可以主持呼吸运动；心脏有气，心才可以保持神明不乱；脾脏有气，脾才可以主持胃肠进行正常的消化吸收；肝脏有气，肝才可以疏理气机，让气的运行畅通；肾脏有气，肾才可以主持水液的正常代谢。俗话说"人活一口气"，如此看来，确实是有道理的。

中医基础理论把气的作用归纳为推动、温煦、防御和固摄四大方面，可见，气对于人体之重要。上面讲到的"气化"过程，就是气的推动和温煦功能的一种表现。除此之外，我们的身体可以保持在恒定的温度，可以有效地抵御外邪的入侵，都有赖于一种很重要的气，叫作"卫气"。卫气是人体一身的卫士，当人体参加剧烈活动，体内温度升高时，卫气就会把汗孔打开，让体内多余的热量，随着汗液的排出而释放。当外界有邪气想要入侵人体时，卫气就会把汗孔关闭，不给邪气以可乘之机；对那些已经进入体内的病邪，卫气还会与之发生激烈的交战，来保护人体的健康。

气的固摄作用在前面已经有提到，这里再展开来谈一谈。人体内有很多有形的物质，比如血液、津液（如汗液、唾液）、精液（如男性的精液、女性的白带）等。这些有形的物质，在体内需要有各自的位置，来实现其正常的功用。血液就需要循行于经络中，汗液需要固守在肌表下，精液就需要固摄在肾脏中。而保证上述有形物质各司其位的关键，就是气。有些朋友平时很容易出汗，稍一走动，就会大汗淋漓，就是气虚不能固摄汗液的一种表现。

可见，**有气，人体才可以维持正常的生长发育，新陈代谢；有气，人体才会保持温暖的体温；有气，人体才可以保卫自己不受病邪的侵袭；有气，人体才能守护住津液、血液、精液等精微物质不致任意流失。**

最后谈一谈气与血之间的关系。中医有一句很经典的话，对气血关系做了很好的概括，叫做"**气为血之帅，血为气之母。**"气的作用在于推动有形的血液，让血在经脉中正常的运行，即"帅"。血的作用，在于让气有所归属；气本身是无形的，必须依附于有形的物质上，才可以正常地发挥作用，所谓"皮之不存，毛将安附"。

那么当气有不足时，推动血液运行的力量就缺乏，很容易出现血瘀的情况。我们仔细观察老年人的舌头，会发现经常可以看到有些小的瘀点在，口唇的颜色也比较暗，这些就是体内有瘀血的表现。这种瘀血，很大程度上，与人上年纪后，气的推动作用减弱有关。反过来，如果体内的血量不够，那么气失去安身的住处，就会很容易消散掉，从而出现气血两虚的局面。也就是说，**气虚者，血未必虚；但血虚者，常伴有气虚。**

三、经 络

现代医学通过精确的解剖学方法认识到，是心血管系统，将血液输布到全身各个脏腑器官，来完成对全身脏器的营养支持。而在中医的理论体系中，这项重要任务，主要是由经络系统来完成的。

经络是什么？一直是一个很容易引起争议的话题。20世纪70年代以来，国家投入大量的经费、人力、物力来研究经络，就是希望能给出一个令人满意的答案。结果大家都知道，并没有实质性的结果。无疾以为：从写意，而不是写实的角度来认识经络，或许可以更贴近经络的原貌。

绘画艺术中，写实与写意是截然不同的两种风格。**写实追求"形似"，用逼真与否来区分优劣；写意注重"神似"，以能否达意来评判高下。**写实更关注对事物表象的真实再现，写意更强调要作者的主观体验融会其中。写实得形可以无意，写意得意可以忘形。

有了写实、写意的观念，再来重新审视心血管系统的解剖图，和经络系统的走向图，就可以发现：解剖学图谱是严格地遵循写实的笔法来表现的，而经络走向图则更多的是在追求"达意"。"达"怎样的"意"呢？

人体内，气血是流动的，而不是静止的；气血的流动，在一个环路内有序进行；气血循行的环路是开放的，气血时刻被消耗，又有新的物质不断补充进来；这个环路贯穿人体上下内外，把气血输布到脏腑、四肢、官窍等各个部位；人体的上下内外之间，存在着某些特定的联系。

有了这些"意"，古人以医疗实践中观察到的现象为依据，以阴阳五行的思想为指导，为我们描绘了一幅如诗般美妙的经络画卷：

1. 体内大的经脉有十二条，每一条经脉都有属于自己的阴阳标记：太阴经、少阴经、厥阴经；阳明经、太阳经、少阳经。

2. 每一条经脉都把四肢、脏、腑连在一起，说明彼此间有着密切的联系，从而形成了：

手太阴肺经、手少阴心经、手厥阴心包经；

足太阴脾经、足少阴肾经、足厥阴肝经；

手阳明大肠经、手太阳小肠经、手少阳三焦经；

足阳明胃经、足太阳膀胱经、足少阳胆经。

3. 阴经与阳经之间存在一一配合的关系，把二者更为紧密地联结在一起：

手太阴肺经与手阳明大肠经是一对，手少阴心经与手太阳小肠经是一对，手厥阴心包经与手少阳三焦经是一对，足太阴脾经与足阳明胃经是一对，足少阴肾经与足太阳膀胱经是一对,足厥阴肝经与足少阳胆经是一对。

4. 经脉一阴一阳,前后相续,形成了一个可供十二经气血循行流注的环路:

手太阴肺经—手阳明大肠经—足阳明胃经—足太阴脾经—手少阴心经—手太阳小肠经—足太阳膀胱经—足少阴肾经—手厥阴心包经—手少阳三焦经—足少阳胆经—足厥阴肝经—手太阴肺经。

5. 十二经脉的循行起于手太阴肺经,手太阴肺经的起点在中焦脾胃。这样,通过摄入饮食物(地气的补充),以及肺脏的呼吸运动(天气的补充),自然界中的营养物质运化形成气血后,就可以不断地进入十二经脉,来充养人体。

我们知道,经络理论最直接的应用是在针灸方面。但这部分内容相对复杂一些,我们在此暂不作过多介绍,在后面针灸的章节里,再展开来谈。

至此,中医学对人体生理的认识就基本讲完了。我们可以发现,中医学的基础理论中,最重要的两个部分,脏腑理论和经络理论,都是在一定的解剖学知识,或者临床实践知识的基础上,经过古人丰富的体验和思辨,最终在头脑中完成的"理论模型"。这种所谓的模型,与现代医学理论中的各种内脏器官存在本质的区别,前者在写意,后者在写实。**自民国以来,科学之风渐盛,就开始不断的有人对中医学的理论提出质疑,甚至发展成要废除中医的极端主张,原因就在于,用写实的标准,来评价写意的作品。**

最后有必要再作些解释。如果中医学的理论,就如上面所言,是在一点点可怜的解剖学基础上,完全依靠"臆想"而发展出来的,那么中医学所遭受的各种批判,就都是咎由自取,无可厚非的了。然而关键的问题是,今天的中医学理论,绝非臆想的空中楼阁。试想一下,如果肺主通调水道的功能是编造的,那么有可能用治疗咳嗽的药来治疗小便不通吗?如果经络的概念是虚无的,那么有可能针刺手上的合谷来治疗牙疼吗?如果气虚的概念是空洞的,那么白术可能既用来通便,又用来止泻吗?如果气和血之间的关系是臆想的,那么有可能在大出血时不先去补血而需要先来补气吗?太多的如果,也太多的不可能。

思考

1. 中医学讲的心和肝,与西医穴所讲的心肝,在实体和功用上,有哪些异同之处呢?

2. 胃、小肠、大肠,如果只能作为"谷道",谁才是负责消化吸收的工作人员呢?

3. 如何理解气的固摄作用? 固摄作用出现异常,会有怎样的表现呢?

4. 关于经络,你是怎样看待的?

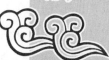

人体病理之谜——正邪之争

　　内伤病中的邪，常常是我们自己亲手培养出来的。我们暴饮暴食，酷爱肥甘厚味，生冷黏腻，就是在努力培养痰湿之邪；我们性情急躁，怒火常燃，雷霆常作，就是在培养肝火之邪；我们多愁善感，孤独自闭，郁郁寡欢，就是在培养气郁血瘀之邪；我们彻夜不眠，房事无度，紧张焦虑，就是在为中风奠定基础。

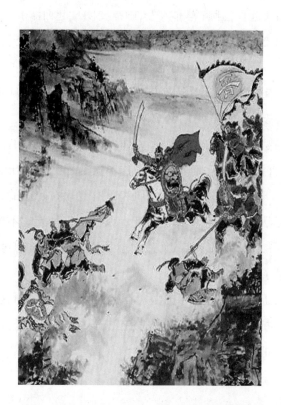

中医学认为,疾病的发生,离不开两个根本因素:正气与邪气。正气,简单地说,是保证人体不生病的气。有外邪来侵袭人体时,正气保护人体抵抗外邪;当疾病发生时,正气辅助人体早日恢复健康;体内脏腑气血不睦时,正气出面调解,让大家和平共处。邪气,简单地说,是直接导致人体发病的气。着凉感受的风寒是邪气,桑拿天蒸人的湿热是邪气,过食大量的生冷食物是邪气,偏好的烟酒是邪气,大怒抑郁引起的气滞也是邪气。

本章内容里,无疾将和大家一起,看一看邪气与正气是通过怎样的交争,引起千百种疾病发生的。

一、对正气的解说

正气的基本作用,是保证人体处于健康的状态。所谓健康,总的说来,就是阴与阳的平衡状态。详细来说,就是脏腑各安其职,气血运行井然。阴阳要平衡,脏腑要充和,气血要通畅,就要求正气本身必须具备阴阳两种属性,动静两种状态。正气有阴阳,才可以保证有足够的能力去对应阴阳不同的邪气。比如寒邪入侵,就需要人体的阳气起而温煦;燥邪入侵,则需要阴气起而濡养。**正气动,谷气行,水津布,气血周流不息;正气静,五脏安,神得养,精气培补充盈。**我们下面看两则医案,来体会一下正气有失对于健康的影响。

案1 张某,男,6岁。反复感冒一年余,加重3个月。面色白,鼻流清涕,咳嗽,食欲不振,大便偏干,舌淡,苔薄白,地图舌,脉弱无力。

此例是典型的气虚外感病。由于正气不足,人体失去了抵御外邪的能力。这位小朋友的感冒并非一直没有治好,而是刚刚把这一次的邪气驱赶出去,下一次的邪气跟着又进来了。正常状态下,我们的肌表是有卫气在防御的,就像城门有士兵把守,敌人就无法轻易地进入城里捣乱。现在士兵每天吃不饱,穿不暖,根本无心抵御外邪;敌人通过城门如入无人之境,城里的百姓再想过太平安生的日子,自然就很困难了。

此外,这类患者也是属于典型的对西药抗生素不敏感的人群。上面这位小朋友,就是由于早期反复用抗生素输液无效,才找中医来求治的。西医抗生素的道理其实很简单,就是想把所有进入城里的敌人全部杀光,疾病自然就被治好了。但现在的问题是,抗生素不会自己跑到敌人面前,直接将敌人消灭。药物要在体内发挥作用,必须依赖于人体自身的气血,装载药物运行周身。期间发现某处隐藏着敌人的部队,抗生素再冲杀进去,将敌人铲除。但现在患者气虚,气没有足够的力量,把药物传送到全身。失去人体本身的配合,不论药物有多先进,武器有多精良,也都难免发出英雄无用武之地的感慨。中医学始终认为**"病为本,工为标"**,就是说,治疗疾病的关键不在医生,而在患者,讲的就是这个道理。

案2 丁某,男,70岁。因患前列腺肥大合并急性尿潴留,于10日前在某医院行双侧睾丸切除,膀胱造瘘手术,术后情况良好。近3天自觉气时下坠,小便涓滴不爽,小腹胀满,痛苦呻吟,坐立不安,捧腹曲背缓缓而行。舌淡红,苔白微腻,脉濡无力。(江苏 朱则如案)

此例是典型的因气虚推动导致的癃闭(小便不通畅)。患者年事已高,又经手术伤及元气,正气不动,则水液不行。就像大家日常生活中排放的污水,需要经过城市的排水系统来清理。而排水系统的通畅,有赖于自来水公司的工人来检修维护。现在工人因车祸造成重伤,无法继续履行自己的职责,排水系统失去维护,生活污水无法排放,整个城市就会变得污秽不堪。人体的正气,就是推动体内水液代谢,维护排水系统的工人。

谈到动静,不由得想起中西文化对于养生的不同理解。**西方是崇尚运动的,"生命在于运动",是西方追求健康生活的信念。中国是崇尚动静平衡的,中庸是最高的要求。**所以西方人养生,注重跑步,登山;现代西方社会对于瑜伽的热捧,从一个角度看,是对自己过于动的文化,找到一些静的滋养。

而中国人养生,历来崇尚心静与形动的结合。太极拳、八段锦、五禽戏、易筋经,无一不是主张心静为先,动作舒展的。心静,意专,则五脏精神得以安养;活动,舒展,则气血得以畅达而不疲倦。名医华佗谈养生时,讲道:"人体欲得劳动,但不当使极耳,动摇则谷气得消,血脉流通,病不得生。譬如户枢,终不朽也。"我们的身体,需要经常进行活动,但活动不要太过剧烈,太过疲劳。适度的活动,可以促进饮食物的消化,气血的流通,保证身体不受疾病侵袭。就像经常转动的门轴不会生锈一样。

二、对邪气的解说

中医学认为,邪气侵犯人体的途径主要有两个:外感和内伤。外感之邪,是从自然界感受来的邪气,如风邪、寒邪。内伤之邪,是由于饮食、情志等原因带来的内在邪气。下面就来看一看中医对这些邪气的认识。

(一)外感之邪

人生活在自然之中,时时刻刻都与自然发生着密切的联系。我们需要呼吸,需要水,需要食物,需要阳光;而所有的一切,都来自于自然。不过,自然给予我们的,不只是春花秋月,还有流感瘟疫。当人体感触冒犯了自然界中一些"非常之气"后,这些气会进而影响到我们体内的阴阳平衡,从而引起疾病的发生。这种病邪由外而内侵袭人体的途径,即是外感。

从外感受的邪气,中医学中主要区分为六种,即所谓的"六淫"。分别是:风邪、寒邪、暑邪、湿邪、燥邪和火邪。实际上,这六种所谓的邪气,原本是很常见的几种自然现象。春天风多,夏天热多,秋天燥多,冬天寒多,这是自然之常。但是,这些自然气候一旦出现异常,该寒不寒,该热不热;或者大寒,大热超过一般的程度,就很容易引起人的疾病了。此外,如果人的正气比较充盛,即使比较大的邪气,也可以不生病。而正气虚弱的人,可能连正常的气候变化都无法适应。比如关节炎的患者往往在阴天之前就可以见到关节疼痛的反应。

下面我们就分析一下,这六种不同的邪气,各自有哪些性格特点。

1. 风邪

性主动 风吹杨柳,则枝叶轻舞;狂风肆虐,则沙飞石走。风所过之处,事物多呈现摇摆不定的状态。在人体,风邪就表现为大量与动摇有关的病症。举例来看,如果风比较小,就可以是手的抖动不止,头的摇摆不定;大一点的风,就可以是出现全身的颤抖不休,如帕金森病;再大一些,就可以是在高热时出现的所谓角弓反张,俗称抽风;人体出现的最大的风,就是中风了。试想一场狂风过后,房屋倾倒,树木折损,正与人体中风后,突然昏倒,不省人事,半死半生相仿。

性善行 六淫邪气中,风行走的能力是最强的。疾风暴雨,风驰电掣,这些古人用来形容速度很快的词,都与风有关。这种现象发生在人体上,就表现为病证的变化非常快。比如常见的风疹,瘙痒的感觉瞬间即至,瘙痒的部位变化莫测,与风无异。风湿性关节炎,疼痛的部位一直在膝、踝、肩、肘、腕等几个大关节间游走不定,也同样是因为风邪在作怪。

2. 寒邪

主凝主痛　一年四季中,到了冬季河流就会凝固结冰。人体的气血,遇到寒邪,也会运行缓慢,甚至停滞不前。因为寒,有令事物凝固滞留的性质。再来看一看"痛"字,是由"甬"和"疒"两部分组成。甬,指甬路,道路。道路如果生病,无法行走,就会引起疼痛,所谓"不通则痛"。治疗的方法也很简单,让"甬"可以"走",就成了"通"字。所谓"通则不痛"。古人的智慧凝集在汉字中,时时给我们以思想上的启迪。

主收引　热胀冷缩是很常见的自然规律。人体是自然的一部分,这样的规律,也同样适用于人。晚上休息时不小心腿着凉抽筋,就是典型的寒主收引的表现。另有一种疾病叫作类风湿关节炎,中医称为痹症。此病主要由关节局部长期感受风寒湿邪引起的。患者出现的主要表现,就是手指关节怕冷疼痛,肿胀变形。同时,手指能弯曲、不能伸直。疼痛的原因,是前面讲到的寒性凝滞;手指不伸的原因,就是这里的寒主收引。由于关节筋脉感受寒邪,筋脉收引所致。

3. 火邪

易伤津耗气　火与热同性,火有形,热无形;在天则为热,在地则为火。水火即阴阳,会彼此消长。现在火旺成邪,会烁伤津液是很好理解的。火热为什么还会耗气呢?气不就是由于火在下面把锅里的水加热了才化成的吗?为了方便大家理解,我们这里还是以实例来说明吧。正常情况下,人体的体温是37℃。在这样的温度下,人体的一切生理活动会有序的进行,人就会表现出一派生机勃勃之象。如果现在的体温升高到39℃,甚至是40℃,摸上去全身像火炉一样,这时的人体又会有怎样的表现呢?很少有人在高热期间仍然浑身充满力量,食欲大增。我们通常见到的,都是倦怠无力,少气懒言等一派气虚之象。中医说"壮火食气",大体讲的就是这种现象。

易扰心神　传说中的神仙,或在高山之巅,或在海洋之外,都是些人迹罕至的地方。说明神仙喜欢清净,不喜欢热闹繁华来打扰自己的修行。其实人体的神也是一样的。我们在讲到体验阴阳五行时,反复强调,要先让自己的心静下来。只有当我们的精神在冷静的状态下,我们才具有最敏锐的洞察力,最深刻的分析力,最强大的理解力,和最精准的判断力。无论出于何种原因,精神的清净状态被火扰乱,那么轻一些,可以翻来覆去,入睡困难;重一些,可以心烦易怒,躁扰不安;再重,可以完全丧失神志,不省人事,即所谓"热闭神昏"。

4. 湿邪

性沉重下行 湿与水同类,其性有相似之处,都有趋下的特点。体现在病证上,有两个方面。一是湿邪发病,一般都从下肢开始,以下肢为重。二是湿邪停聚容易让人产生沉重的感觉;在头则头重,在四肢则四肢沉重无力。

有个症状,和上面讲到的风、热和湿三种邪气都有关,这里不妨对比一下,来加深对三种邪气性质的认识。风邪引起的痒,一般来说,来去都比较迅速,部位也不固定,与上面提到的风性善行有关;而且,风性轻扬,喜走高处,所以风邪引起的痒,在一身体表都可以出现,尤以腰部以上为多。热邪引起的痒,一般来说与天气炎热、心情烦乱等因素有关;因为火性炎上的特点,痒的位置往往集中在头面,且相对固定,不会到处游走。而湿性下行,所以湿邪引起的痒常常从下肢开始,以下肢为重。

性黏腻 湿与水又有所不同。水有形,湿弥散;水清透,湿黏腻。人体常见的两个问题,可以帮助我们理解湿邪黏腻的性质。一在舌苔,一在大便。无论是寒是热,无论阴虚阳虚,只要患者身上存在湿邪,一般来说,我们都会在患者的舌苔上看到湿邪存在的迹象,就是所谓的"腻苔"。形容一下,就是舌头表面蒙着一层黏腻致密的苔。苔可薄可厚,可白可黄,但只要出现黏腻致密这四个字,就可以判定湿邪稽留了。至于大便黏腻的感觉,相信不少朋友都有过切身的体验,这里就不多讲了。

5. 燥邪

易伤津液 冬季室内温度不够,免不得用空调来提高室温。但用空调有一个弊端,就是会带走空气中的水分,让室内空气变得很干燥。长时间待在空调房间,人就会感到口干鼻燥,很不舒服。这就是典型的由于外界环境中水分不足而出现的"燥邪"。暑天过后的金秋时节,通常是一年中降水量最少的时期,天之燥影响到人,就容易出现干咳、口干渴、大便干燥等问题。

其实，除了外界环境引起的燥，人体内有些情况，也可以导致燥从内生。而且有趣的是，寒热两种相反的情况，都可以导致燥的发生。热能生燥，比较好理解。锅底的火太大，可以把水烧干。水少当然可以出现燥的表现。那么寒是锅底的火太小，无法将水加热；水多了又怎么会燥呢？原来真正能够起到濡养人体的物质，并不是我们每天喝下去的水，而是津液。然而水不会直接转变成津液，其间还需要一个"气化"的过程，我们前面已经讲过。如果病人体内阳气不足，没有足够的火来"化"喝进去的水，那么水再多，体内也一样缺少津液，也就一样可以出现燥的表现。只不过，这种因为"火力不足"引起的干燥，虽然让人感到口渴，但真要喝水时，却并不想喝，尤其不想碰凉水。相反的，如果体内有热，就会更希望大口喝凉水了。

6. 暑邪

暑邪与其他邪气不同，只会在一个特定的时间段内出现，即从小暑到立秋的约 30 天（即公历 7 月 7 日前后到 8 月 8 日前后，包括小暑和大暑两个节气），或扩大些，从夏至到处暑约 60 天（即 6 月 22 日前后到 8 月 22 日前后，以上日期均为阳历时间）。相信大家身处这段时间留下的感受，身体被炎炎烈日烧烤，又或被水深火热蒸煮，仍然记忆犹新。实际上，暑邪正是由热和湿两种邪气相合而成。

需要注意的是，虽说是湿热相合，但湿与热的比重多少，并不一定。比如上面所举烈日炎炎的状态，显然是热重于湿；而势如蒸煮一般的桑拿天气，则是湿热并重。实际上，除了这两种情况，还有一种湿重于热的模式，就是天闷闷的，气温不高，但湿度很大。中医于是有**"阴暑""阳暑"的区别，依据就是热与湿的比重。热重属阳，湿重属阴**。至于二者各自的属性特点，只要把前面热邪与湿邪的性质相结合，就可以大致了解了。

至此，外感六淫邪气就全部讲完了。细心的同学或许已经发现，上面我们讲到六淫邪气，虽然名曰外感，但很多时候未必都是从外感而来。比如中风、帕金森病里的风邪，比如让人心烦失眠的热邪，比如饮食肥甘出现的湿邪，比如阳气不足所致的燥邪。实际上，古人在归纳邪气属性的过程中，是以这外感六淫的属性为依据，将人体出现的很多种病理表现进行了归纳，其中既包括外感之邪，也包括内生之邪。中医按照邪气从外来还是内生，继续区分了所谓"外感六淫"和"内生五邪"。无论外感内生，邪气的属性大体一致，因而可以放在一起来讲。接下来，这些从内生出的邪气，又该怎样认识呢？

思考

回想自己或身边的家人、朋友，平时最容易受到哪种邪气的侵扰呢？会有哪些表现？

（二）内生之邪

上面讲到，外感而来的六种邪气，寒、热、风、湿、燥和暑，大都也可以从体内自生。对这两种来源做些分析不难发现，所谓的外感，基本是指天气而言。天气多风则风邪盛，天气严寒则寒邪盛，暑热燥湿，皆同此理。从内生出的邪气，则主要从饮食、情志中来。比如冰镇冷饮内生的寒邪，肥甘油腻带来的湿邪，心事重重产生的热邪。不过，这些邪气的性情特点，与上面讲到的外感邪气大体相同，不再赘述。出于实用的考虑，这里把更多的笔墨，放在内生邪气的来源上。

中医学认为，由于饮食不当，情志失调，以及过度疲劳和过度安逸，都会导致邪气从内而生。下面就分别来看一下，饮食、情志、劳逸的问题，会在我们的体内生出哪些邪气。

1. 饮食不当

质 《内经》讲"五谷为养，五果为助，五畜为益，五菜为充"，也就是说，中医学非常强调以五谷杂粮为基础的平衡饮食结构。即以五谷杂粮为主体，以干果水果为辅助，以肉类为补益，以蔬菜来补充。

这里我们作一点提示：**中医强调的饮食结构，与今天社会崇尚的营养学饮食结构是存在较大区别的。前者强调粮食的核心地位，后者更侧重蔬菜水果的营养价值。**无疾没有资格妄加评论，只是说一下自己的看法，供大家参考。所谓粮食，主要是植物的种子。在世间万物中，种子所蕴含的生命力是最强大的。沉睡千年的睡莲种子，只要给予适当的条件，仍然可以发芽成长。放在头盖骨中的种子，只要有适宜的温度、湿度，就可以完整地分开致密坚固的头盖骨。无论时间的久远,还是空间的狭小,都无法阻挡种子旺盛的生命力。相比而言,蔬菜水果更倾向于是植物表现出来的一种繁华的景象。繁华过后是衰落,种子后面是生机。

如果我们在选择饮食物的过程中,不注重结构的均衡,对某些食物过分偏好,身体就容易出现问题。如对酒肉肥甘的过度偏好,常常会导致体内痰湿盛,出现心脑血管方面的疾病。过分偏好生冷黏腻的食物,会促进对体内阳气的消耗,加重怕冷、腹泻等阳虚症状。

量　仅仅保持食物的结构平衡还不够,还需要注意饮食量的适度。所谓"饮食自倍,肠胃乃伤"。暴饮暴食者,在一番尽情享受之后,往往也要承受胃肠损伤的恶果。另外,太平盛世很少出现严重的饥饿现象,但在减肥风气盛行的今天,确实是人为地造成了很多饥饿的状况。无疾同样无力劝慰什么,只说一句,对待自己的身体好一点,身体对我们也会好一点的。

节律　除了质、量两个方面之外,饮食的节律也是非常重要的。一日三餐,按时进行,胃肠都可以得到适当的休息,从而更好地工作。今天最容易打乱饮食节律的是两类人:**一类太闲,零食不绝于口;一类太忙,所谓废寝忘食**。前者胃肠始终不得休息,后者胃肠功能长期被抑制。久而久之,胃炎,溃疡的问题就会不请自来了。

2. 情志失调

人有七情,喜怒忧思悲恐惊。正常的情志变化对人体是无害的,甚至是有益的。但是七情太过,对人体就会造成一定的伤害了。篇幅有限,我们这里仅以最常见的怒、思、恐三者为例,来说明情志过度对人体的影响。

怒则气上　怒发冲冠,是对"气上"的最佳注解。人在大怒时,面红耳赤,暴跳如雷,拍案而起,语声高亢,甚至连头发都立起来了。一切表现,都是人体之气向上升发的迹象。我们的生活中其实是需要怒的,通过小怒,可以起到疏通气机的作用。如我们在观看激烈的奥运比赛时,常会随着中国队员的获胜而欣喜,随着失败而感慨愤怒。通过这样的方式,就可以让自己心中郁积起来的不良情绪得以适当的宣泄,从而有益于自己的身心健康。然而,大气伤身,大怒伤肝。过度的发怒,木性升发的太过,对肝血就会造成很大的消耗。此时最需要的,是冷静,是用水的阴柔滋养,来缓和亢盛上逆的肝气。

思则气结　当一个人有心事,会变得茶不思、饭不想。中医认为,人在思考问题的时候,神处于很活跃的状态。而神的活动,是以消耗五脏的精血物质为基础的。我们常把自己用心书写的文字,说成是自己心血凝聚而成,就是这个意思。现在精血主要用来支持滋养神的活动,全身的气血运行就相应地迟缓下来,从而出现了所谓的"气结"。用现代医学的观点来分析,同样很好理解,人在思考问题时,脑的耗氧量剧增,血液大部分都流向脑,其他脏器的供血相对减少。消化系统的供血量减少,胃肠蠕动减慢,就出现了上述的现象。

适度的思有助于锻炼我们的思维,提高我们认识事物,分析事物的能力。但是思虑太过,往往会加重全身气结的状况,进而影响脾胃的运化功能,造成身体的虚弱。这时最需要的,是加强身体的运动,让一身的气血得以流通。

恐则气下　经常在电影里看到这样的镜头,一个怯懦胆小的人,被手枪抵住头部,很快发现裤子湿了。这就是一个很典型的"气下"的表现。人在受到惊吓时,心生的恐惧会令一身之气向下走,常表现出欲解小便的现象。中医认为,恐伤肾。肾气不足,无力固摄,就可以出现小便,甚至二便失禁的表现。

3. 劳逸失度

过劳　我们常常听到"五劳七伤"的说法。其中的五劳,即久视伤血,久卧伤气,久坐伤肉,久立伤骨,久行伤筋,就是典型的由于过劳引起的疾病。实际上,过劳的问题,还可以从一个更广泛的角度来理解。长时间看书,眼睛就会过劳;长时间伏案工作,脖子就会过劳;长时间敲键盘、点鼠标,手的筋脉就会过劳;长时间站立,腰腿就会过劳……实际生活中,这些"局部"的过劳,给我们的身体所造成的危害,往往比全身性的劳累更常见一些。

除了身体(包括整体和局部)的过劳,还有精神的过劳。现代社会,经济飞速增长的背后,是每一个社会成员都在拼命地工作,绞尽脑汁地思考通往财富的道路。在这样的社会背景下,每一个人都承受着空前的精神压力,在这些压力面前,精神常常是被过度消耗的。听说日本年轻员工猝死的事件时有发生,实际上,就是心血耗竭的一种反应。

过逸　过劳不好,反过来,过分的安逸,对人体同样不是件好事。身体的过分舒适,缺少运动,会让全身的气血运行迟缓,脾胃功能减弱,出现一身的虚弱表现。或者脾虚无力运化水谷,气血无从化生,骨瘦如柴;或者脾虚运化不利,水湿停聚,一身虚胖。如果是精神上没有半点压力,过度安逸,会让人丧失斗志和进取心,智慧蒙尘,庸碌无为。

以上饮食、情志、劳逸等方面的因素,除了会在体内生出寒邪、湿邪、热邪等,另有几种邪气值得关注。

正常情况下,有四种物质在人体内运行,即气、血、水、谷。气血的流动,为人体带来动力和营养;水谷的运行,则为气血化生提供源泉。问题是,一旦这些需要运动的物质停下来,聚集在某处,本来的作用不但不能发挥,反而会成为影响人体健康的邪气:**气之滞,血之瘀,水生痰饮,谷成积**。

在安享太平的今天,此气滞、血瘀、痰湿、食积等内生邪气,非常普遍。郁闷难疏、紧张焦虑,好逸恶劳则气滞;气滞日久则生瘀;恣意生冷、肥甘厚味,暂则成积,久化痰湿。在下面辨证的章节里,我们还将一起认识这些邪气致病的特点,以及如何辨识这些邪气的知识。

三、正邪之争

当正气遇到邪气,一场战争的爆发就是无法避免的了。一方为了自己的发展而侵犯他人,一方为了自身的安危奋起反抗。下面我们继续来解读医案,从中体会正与邪之间展开的这场激烈的战争。

案3 王某,男,29 岁。因劳累汗出受风,发热三日不退,体温在 38.5~39.6℃之间,服阿司匹林、泰诺等退热药后,汗出,热退,但 4~6 小时后,体温即升至原高度。恶寒发热,恶寒时加盖三床棉被仍觉冷,随即发热,无汗,关节酸痛。舌红、苔白,脉浮弦数。

这是一例非常典型的外感风寒邪气而引起的感冒发热病例。我们这里,重点对几个症状进行分析,来体会一下正邪交争的过程。

1. 恶寒(怕冷)

当我们经受了一次别人的恶意攻击后,做出来的第一个反应,就是提高警惕,避免再次遭到袭击。人体也是一样。刚刚经受了一次风寒邪气的侵袭,人体对风、寒这样的自然现象会变得异常敏感。遇到一点点风吹草动,人体马上会紧张起来。表现出来的,就是感冒后,患者会出现怕风、怕冷这样的症状。

恶寒是中医判断外感病病位最重要的症状之一。所谓"**有一分恶寒,便有一分表证**"。只要还有恶寒的现象存在,就说明邪气还在体表。就需要用发汗解表的方法来治疗。恶寒消失了,不外两种情况:邪气被正气驱赶出人体;或者邪气进一步深入到机体内部,病情加重了。俗话讲"好了伤疤忘了疼"。伤口还在疼痛流血,人就会随时警惕不要再受到伤害。一旦伤口痊愈,头脑中的这根弦也就松下来了。

2. 发热

发热是外感病中最常见到的症状之一。无论感受的是寒邪还是热邪,都可以出现发热的表现。这热是从何而来的呢?

奥运会场正在激烈地角逐,我们经常可以看到,无论赛场内多么的凉爽,对峙的双方选手仍是大汗淋漓,身热难耐。说明一个道理,交战是一个非常消耗能量的过程,交战会产生大量的热。人体也是一样。当邪气来袭,正气奋起抗争的时候,正邪之间展开的激烈战事,带来了大量的热。

3. 汗

本书姊妹篇《零起点学针灸》第一章讲针道时,详细讲述了各种常见出汗的机理,包括自汗、盗汗、湿汗、躁汗等,可以参考。这里重点讲一下,外感病过程中出汗的性质与意义。

当人体遭遇外邪侵袭时,通常会采取三种方法,将邪气驱逐出体外,分别是:汗、吐和下。如果邪气在体表,人体会通过发汗,让邪气从表而走;如感受风寒邪气后,在没有服用任何药物的情况下,人体也可以出现遍身汗出,热退神清气爽。所谓"体若燔炭,汗出而散"。中医根据人体自身的规律,发明了汗法,帮助人体更好地通过发汗的方式,把停留在体表的邪气驱赶出去。

如果邪气在上,如吃了一些不干净的食物,胃会马上作出反应,希望把这些对人体有害的物质排出去,就会表现出恶心、呕吐。如果这些不干净的食物继续向下到达了肠,肠就会通过腹泻的方式,把这些脏东西排出去。这就是我们平时因为饮食不洁导致的急性肠胃炎的发病过程。

以上是邪气从外侵袭人体,人体正气奋起反抗的过程。对于这种外感性的疾病,中医一般主张速战速决,尽快地将邪气驱赶到体外。如果治疗不当,邪气没有被清除干净,反而停留在身体里,邪气就会对正气造成不断的耗伤,发展成更加严重的疾病,中医称为"闭门留寇"。

中医对外邪的处理思路,实际上也是中国传统文化的一个反映。中国自古尊崇"和为贵"的思想,希望成就"睦邻友好,和平共处",构建"和谐社会"。即便是对于自己的仇敌,也同样显示出无比的宽宏,所谓"杀人不过头点地"。对于外邪,中医采用的方法,与西医"对抗"的思路有着本质的差别,**中医永远允许外邪存在,只是不要给我们的健康造成危害就可以了,所以策略是"驱逐"**。

内伤病的发病过程,与外感不同。外感是有外邪来侵犯,**内伤病中的邪,却常常是我们自己亲手培养出来的**。我们暴饮暴食,酷爱肥甘厚味,生冷黏腻,就是在努力培养痰湿之邪;我们性情急躁,怒火常燃,雷霆常作,就是在培养肝火之邪;我们多愁善感,孤独自闭,郁郁寡欢,就是在培养气郁血瘀之邪;我们彻夜不眠,房事无度,紧张焦虑,就是在为中风奠定基础。人体阴阳平秘的正气,确实敌不住如此繁多的邪气来打击,最终败下阵来,一场旷日持久的正邪之争,以邪胜正负作了了结。下面我们还是继续品读医案,来加深下对内伤疾病的认识。

案4　丹溪治浦江郑君,年近六旬,奉养膏粱,仲夏久患滞下,又犯房劳。一夕如厕,忽然昏仆,撒手,遗尿,目上视,汗大出,喉如拽锯,呼吸甚微。其脉大而无伦次部位。可畏之甚。此阴虚而阳暴绝也。急令煎人参膏,且与灸气海穴,艾壮如小指。至十八壮,右手能动。又三壮,唇微动。参膏成,与一盏。至半夜后,尽三盏,眼能动,尽二斤,方能言而索粥。尽五斤而利止,十数斤全安。

这是一则金元时期名医朱丹溪的医案。案中的患者,就是由于长期在饮食劳逸方面失常,最后导致了中风病的发生。由于是文言文,这里稍作注解。案中讲道,这是朱丹溪治疗郑老先生的一则医案。郑先生快六十岁了,平素生活条件比较优越,所进饮食以肥甘厚味为主。房事活动也不太节制。一天晚上上厕所时,突然昏倒,不省人事。双手张开,小便失禁,双眼上吊(俗称翻白眼),大汗淋漓,喉咙里痰声隆隆,如拉锯。呼吸非常微弱。

从这例医案,我们可以看到,中风病发生的几个重要因素:痰湿,肾虚,肝风。

一般情况下,我们的脾会主持运化水谷;但由于长期大量的食用肥甘厚味,脾的工作压力过大,脾会疲劳;肥甘厚味无法得到正常的运化,就会聚集在身体里,形成痰湿。这是由于我们的饮食失宜,损害了正气,培养了痰湿之邪。

一般情况下,我们的肾水会为肝木作好滋养、涵蓄的工作,使肝木性情舒展而不暴烈。但由于房事不节制,对肾水的消耗过度,肝木得不到充分的滋养,性情就越发的急躁,或表现为肝火,或表现为肝风。此例即属肝风内动。

痰湿也好,肝风也罢,这些邪虽然在体内,但是如果人体此时注意培补自己的正气,邪气还是可以得到有效控制的。但一般在没有发病之前,我们的确很难意识到这种危险。直到有一天,灾难来到面前。对于心脑血管疾病的患者来说,大便的问题,是一个至关重要的问题。尤其对于兼有便秘症状的朋友,大解是一个非常消耗正气的活动。这位郑老先生,就是由于大解时,正气消耗太过,肝风邪气趁其虚弱,带领痰湿邪气一路上冲,形成了中风病。邪气强盛,正气不敌,一败涂地,才有了上面的表现。

内伤病的形成,实际上是由于我们在饮食、情志、劳逸等生活方面的不检点,造成了体内正气的不断损耗,邪气的不断增长,最终正不胜邪而发病。可见,内伤病的发生,往往都是非常缓慢而隐蔽的。同样的,疾病一旦形成,想让人体重新回复到阴平阳秘的状态,也会是一个很漫长的过程。所谓"病来如山倒,病去如抽丝"。中医对内伤病的治疗,也就更崇尚大家所熟识的两个字"调养"。随着现代医学的兴起,抗生素在外感病领域的广泛应用,中医的阵地日渐衰少。中医逐渐成了多数国人的无奈之选,被放在选项单的最末位。相应的,中医治疗内伤病的优势也逐渐鲜明,"调理"才成了中医的代名词,中医也从此才成了"慢郎中"。实际上,**中医自古有"治外感如将,治内伤如相"的说法。中医不是慢,而是当快则快,当慢则慢。**

四、关 于 体 质

在中医对疾病的认识中,有一点非常值得注意,就是关于"体质"。

同居一室,饮食起居相同的两个人,同患感冒,但一个表现出头痛,怕冷明显;另一个则是咽喉疼痛,怕冷不明显。中医对两人的诊断,一寒一热。同样的发病经历,却表现为不同的病证,原因主要在于两人的体质不同。对体质的认识和重视,是中医学一个鲜明的特征。

一般来说,体质是人的先天因素所决定,受到后天因素(如饮食习惯、生活环境等)影响而成的。体质一旦形成,会表现出一种比较稳定的性质,也就是说,体质一般很难轻易改变。

中医学根据人体不同的性质,将人的体质进行了划分。不同的医家,对体质的划分都有着不同的看法。无疾这里,为了方便大家学习理解,给大家介绍一种从虚实两方面对体质进行划分的方法。虚性体质,包括气虚、血虚、阴虚、阳虚四种。实性体质,主要包括寒、热、痰湿、气郁、血瘀等。不同的体质,容易发生的疾病不同;不同的体质,患同样疾病时表现不同,治疗的方法也不同;不同的体质,也有不同的适合自己的养生方案。

该如何判断自己的体质,究竟是气虚,是阴虚,还是痰湿,或者气郁? 我们在接下来的诊法和辨证两章中,还会详细讨论。

思考

1. 在整个疾病过程中,正气都发挥了哪些作用?

2. 试比较寒邪和湿邪的特点,二者间存在哪些共性呢?

3. 暑邪,有没有可能从体内生出来呢?

4. 正邪交争,可能出现的结果有哪几种? 最常见的是哪种?

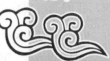
中医诊法之谜——望闻问切

中医诊脉，就像用一台高精度的 CT 机，逐个部位，逐层扫描。上面讲到通过寸关尺、浮中沉确定下来的九个点，就像九个大的人体气血观测站。接下来要做的，就是在这些观测站上，仔细观察气血的状态了。而气血状态反映在指下，就是脉象。

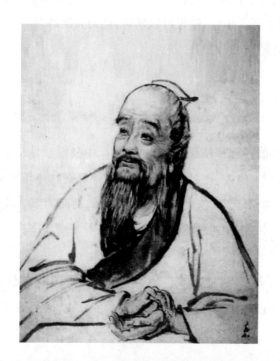

零起点学中医

自然界中有很多现象,对我们来说,常常意味着更深一层的含义。比如,当我们看到窗外树枝轻舞,红旗飘飘,会知道风来了。风本身是无形的,我们无法用眼睛来观察。但是通过树枝红旗的飘舞,我们可以推断出风的存在。这种通过对外在表象的观察,来推测内在本质变化的方法,在我们的生活中经常会用到。我们通过观察苹果、桃子的大小颜色,可以判断水果是否成熟;通过手拍耳听,可以判断西瓜是否成熟。

同样的方法,用在人体上,就形成了中医诊病最常用的望闻问切这四种方法。通过对面色、舌象的观察,通过对患者声音的聆听,对病情发展的询问,以及对脉象、包块、皮肤等的切按,中医可以据此判断出人体内发生了怎样的变化,应该如何进行调治。

这里有一点需要提示大家注意:专门研究农业科学的专家挑选的西瓜,很可能比不上一位瓜农或者小商贩更加沙甜可口;同样的,一位研究中医理论多年的专家,运用四诊方法来诊断疾病的能力,很可能比不上一位勤于临床的民间中医。说明一个道理,中医是一门实践性很强的学科,四诊方法更是需要不断在实践中操练才可以真正掌握。

所以,中医要入门,请先从身边的实践开始,发现问题,思考问题,寻求解法,付诸实践;一法通,百法通。四诊要运用,少不得生活中的悉心体会,多观察,勤辨析,用心体验,熟能生巧。毕竟,**知识可以学习,能力只能练习**。

下面我们就开始逐一介绍,中医的四诊方法。

一、望 诊

中医历来崇尚望诊的价值,所谓"望而知之谓之神"。中医望诊是一个内容非常丰富的诊断方法,包括对人体神、色、形、态各方面进行观察。神与形相对,色与泽相合,形与态相应。神藏于内,色显于外;历久成形,动而为态。我们下面结合实际情况,给大家介绍一下中医望诊的知识。

(一)望神

我们看到一个人精神饱满,会讲他的双目炯炯有神。**神是深藏在心中的,而眼睛是心灵的窗户**。神通过这扇窗户,来感知世间万事万物;医生通过这扇窗户,来体察神的强弱盛衰。刚毅果敢的人,眼睛里带着威严;温良恭谦的人,眼睛里带着和蔼。其实不只是人,动物眼中,一样流露着神的讯息。牛的眼睛里有慈祥,狗的眼睛里有朴实,猫的眼睛里有灵异,鱼的眼睛里有冷漠。

神出现异常时,会出现一系列表现。最常见的有下面这些症状:焦虑、恐惧、烦躁不安;突然昏倒,不省人事。我们这里把对神的认识稍微拓展下,来帮助大家理解神失常出现的各种表现。

神无形,但它的工作却是十分繁重的。从我们清晨睁开眼睛,神就开始忙碌了。我们时刻保持清醒的头脑,是神在劳动;我们看到、听到、闻到、尝到、触摸到各种事物,是神在劳动;我们的脏腑功能正常展开,是神在劳动;我们躯体正常的活动,是神在劳动;我们思考问题时,神在劳动;我们表达各种情感时,神也在劳动。一天之中,神只有在我们熟睡后,才会得以休息,而连篇的梦魇还会经常打扰神的安宁。

神很忙。在神忙碌的身影背后,有一位非常贤良的妻子,时刻不离神的左右,最大程度地为神提供营养支持。这位贤妻,名叫精血。我们每天摄入的饮食物,通过消化吸收,最终转变为精血,贮藏在五脏,来支持神的工作。夜幕降临,昏昏入睡后,神停下脚步,回到家中,心就是神的家。妻子精血呈上可口的饭菜,神尽情享用,补充一天工作所消耗的能量。

神也会生病的。当妻子精血体弱,无法提供充足的营养支持时,神会不安,因为亲人染疾;表现出来的,就是焦虑、恐惧。当妻子暴戾,牢骚不断,喋喋不休时,神会烦躁,因为家庭不睦;表现出来的,就是声高气粗,烦躁易怒。当痰火诸邪上攻,蒙蔽心窍时,神会重创不用,或者闭阻家中,或者无家可归;表现出来的,就是突然昏倒,不省人事。

(二) 望色

望色历来是中医诊法中的重头戏。《内经》讲诊法,常常色、脉并举,而色在脉前,足见古人对望色的重视。中国古代将颜色区分为青红黄白黑五种,分别与五行相应。中医正是根据这五色,对人体内的状态进行推测的。

一般来讲,每个人的面色肤色都有自己的基本色,中医称为主色。有人偏白,有人偏黑,有人偏红。这些颜色反映的,主要是人的体质。有兴趣的朋友,可以参考《灵枢·阴阳二十五人》。主色无论是哪一种,只要是正常健康的颜色,都会表现出这两个特点:**明润、含蓄**。所谓明润,日月合明,强调的是光明,是阳气的彰显;滋养为润,突出的是濡润,是阴精的饱满。明润合一,昭示着阴与阳充实且和谐。含则内敛,蓄则里实,是体内正气充沛且不外泄之象。

当一个人的面色肤色发生了改变,往往就意味着某些疾病正在悄悄地发生发展。当五色不以常态形式(明润含蓄)出现时,就往往意味着不同性质的疾病。

白一般表示虚证。气虚、血虚、阳虚,都可以出现面色发白。白色中,又略有不同。气虚的白,与白面馒头颇有神似;阳虚的白,不妨想象原色的刨冰;血虚的白,犹如陈旧的白纸,略微泛起一点青黄。

红色往往表示热证。高热时,大怒肝火盛时,人常表现出满面通红。临床还常见到某个局部的红色,比如眼睛、鼻子、咽喉,多表示体内某个局部存在热邪。此外,某些皮肤病如疱疹痈疮,如果颜色为红,也往往是热盛所致;反之,色苍白暗淡者,多属虚寒痰湿。

黑色表示肾虚、血瘀。黑色为肾之本色,脏虚则本色见。常见一些十几岁青春期的小男孩,身体精瘦,面色焦黑泛黄,眼窝处尤其黑色明显。原因多由生活失于节制,通宵刻苦钻研网游手游,肾精严重消耗所致。此外,黑色还可以是由青色加深所致,即反映严重的气滞血瘀。

黄色表示脾虚、湿盛。发黄的面色,看上去就给人以虚弱的感觉。多属长期脾胃运化不利,气血化生无源,脏腑肌肤失于濡养所致。此外,黄疸时出现的一身面目俱黄的表现,中医认为主要与湿有关。黄色为土之本色,脾虚、湿盛皆土之病。

青色往往表示气滞、疼痛。气血运行如果不够畅达,出现的瘀滞状态就会自然呈现出较深的颜色,即青色。肝主疏泄,肝病最容易出现气机不畅,所以肝病常见青色。气滞血瘀,不通则痛,故临床常见的疼痛,如心绞痛,患者多见面色青黑,手足青冷。

(三)望形

生活中我们常见的人,从形体上可以粗略地分为:胖、瘦、适中三种。一般来说,偏胖的人,多属阳虚、痰湿体质;偏瘦的人,多属阴虚、火热体质,即所谓**"肥人多痰湿,瘦人多虚火"**。阳虚湿盛为什么胖,阴虚热盛为什么瘦呢?

仍然借用前面反复用到的烧水一事来作比喻，一起体验下阴阳胖瘦的道理。锅中盛水，锅底生火；火令水温，蒸气徐出；水不断续，火不断添；气化不灭，生生不息。这就是人体内时时都在发生的生理过程。阳虚，譬如锅底之火力不足。水温不够，蒸气不出；随水续入，水温更低。于是锅中水量不断增加，温度却越来越低。阴虚，譬如锅中之水量不足。水温过高，蒸气大出；水入即化，难以成形。于是锅中水温不断升高，水量却越来越少。

（四）望态

形主静，态主动。通常人体活动灵活自如，引起人体动作异常的最常见的邪气，是风邪。帕金森患者见到的手足震颤，头部摇晃，即与风吹杨柳之态相仿。中风后昏迷不醒，半身不遂，口眼歪斜，即与狂风过后房毁树折，偏侧倾倒相似。

（五）望舌

舌诊是今天中医临床最常用到的望诊方法。因其简便易行，客观可靠，备受中医重视。爱好者朋友通过学习舌诊，也可以在较短的时间内，学会大体判断自己和家人的体质和病情，所以我们重点讲一讲舌诊。

舌象大体包括舌质和舌苔两部分。一般来说，舌质倾向于代表人体的正气，而舌苔倾向于代表体内的邪气，绝对有例外。有些朋友可能不太清楚，舌质与舌苔究竟是怎样一回事。我们对着镜子看一下自己的舌头，外面一层薄薄的、白色的苔状物，即是舌苔。舌苔下隐隐见到的淡红色舌体，称为舌质。

观察舌质，着眼点在以下几个方面：

1. **大小** 正常的舌体大小适中，不胖不瘦，譬若人的体重适中。胖大的舌头，多表示阳气的不足；瘦小的舌头，表示阴血的不足。这一点与望形提到的肥人多痰湿，瘦人多虚火有些相似，只是把肥胖的部位从身体搬到了舌体。

2. **颜色** 正常舌质颜色淡红，表示气血充盈调和。舌质色红，表示有热；红色越深，热越盛。舌质色淡白，表示阳气有不足；颜色越淡，表示阳气越虚。舌质色黯，表示气血运行不畅；颜色越黯，甚至呈淡紫色，表示血行不畅越严重。

3. **津液** 正常舌表面津液适中，不多不少。津液过多，表示阳气不足。见过最严重的津液多，呈水状；舌头伸出，津液即下淌，是阳气大虚象。津液偏少，口舌干燥，多是有燥邪或火邪伤津而成。

以上三条,是我们观察任何舌象都必不可少的内容。另有三种病理舌象,也是经常出现的,对于诊病非常有帮助。

1. 齿痕 所谓齿痕,就是舌两侧出现的牙印,往往与胖大舌同时出现,即舌体胖大,舌边有齿痕。试想下,舌头太胖了,希望冲破牙齿的束缚,肆意发展,却最终难以遂愿,只得在牙缝间寻得一点点的空间,于是形成了齿痕。多表示脾气虚,湿盛。

2. 裂纹 常见的裂纹有两种,一种比较细小琐碎,多表示阴血不足;一种位于舌体正中,纵深向大裂纹,表示气虚。见过最明显的一例纵深裂纹舌患者,患乙肝,舌体胖大,中央一条纵深大裂纹,几乎将舌头分作两半。

3. 瘀点 舌体上出现的瘀血点,小的称点,大的称斑。表示体内存在瘀血停滞。如果见到瘀点,一定请患者将舌向上卷起,看看舌下络脉的情况。舌下络脉位于舌底根部,左右各一,色青黑。瘀血停滞时,此脉往往粗大怒张,可以根据其粗细,判断体内瘀血的严重程度。

接下来看一下舌苔。舌苔的观察,主要从薄厚、颜色和质地三个方面着手。

1. 薄厚 正常舌苔薄薄的一层蒙在舌体上。如果舌苔增厚,往往表示体内有实邪停聚,常见的邪主要是湿和热。感冒初起时,邪气尚浅,舌苔较薄;随着邪气入里强盛,舌苔会逐渐增厚。

2. 颜色 正常舌苔色白。寒邪侵袭时,苔色也是白色。苔色黄,则表示有热;黄色越深,热越重。外感风寒邪气初起,舌苔薄而色白;随着邪气入里化热,恶寒消失,身热明显,咳嗽加重,舌苔也会随之变得黄厚。

3. 质地 正常的舌苔薄白湿润,不密不疏。最常见的异常质地的舌苔,叫作腻苔。舌苔细腻致密,融合成片。可薄可厚,可白可黄。通常表示体内有痰湿停聚。

最后,讲一种很有代表性的异常舌苔,叫作地图舌。顾名思义,舌苔不能够布满整个舌面,从而出现成块的剥落现象,使整个舌苔看上去像地图一样。这种舌象,常表示胃的气阴不足。试想舌与消化道直接相连,可以视作消化道的延伸。通过舌苔的成片剥落,可以推知胃肠道表层结构出现异常,消化力难免随之不足。

思考

　　上面我们讲舌象,基本都是分开独立来讲的。实际观察舌象时,通常都是几种性状集中在一起的表现。比如舌体瘦小,舌质色红,舌苔黄厚腻,这样的舌象代表怎样的问题呢? 如果是舌体胖大,舌色淡,边有齿痕,舌苔薄白,津液偏多,这样的舌象又说明什么问题呢? 最后观察下自己或家人朋友的舌象,看看是否也存在一些问题呢?

二、闻　　诊

　　中医闻诊,主要指耳听的方法。文字讲解起来难度较大,**临床应用主要集中在听声音大小、咳嗽深浅和喘息性质等几个方面**,并不十分普遍,所以我们这里不做重点讲解。仅举一例,来帮助大家理解闻诊的价值。

　　两月前回老家治疗一例咳嗽患者。女,29 岁。外感后咳嗽不止,痰黄黏稠量少,饮食减少,大便偏干,经服抗生素无效来诊。听其咳声,响亮清脆,似从气管上段发出,查舌脉,一派肺火象。只是平素体质偏于阴虚,正气抗邪无力,所以对西药治疗不太敏感。当时处以清肺止咳方药,两剂大减,四剂痊愈。

　　上月回去,此患者又以咳嗽来诊。自云上次咳嗽治好后,由于饮食不节,多次进食过咸饭菜,导致咳嗽复发。已有半月。再听其咳声,沉闷少力,似从肺中发出。脉有虚象。是久咳后,气阴损耗,邪气深入所致。处以益气养阴止咳方药,四剂。

　　无疾按:同一患者,同病咳嗽,但两次诊治结果迥异。闻诊在其中发挥的作用非常重要。第一次咳声表浅,有力,属实证;第二次咳声深沉,少力,属虚证。

三、问　　诊

　　看过很多朋友对四诊方法的评价,绝大多数都非常推崇脉诊。无疾对此不做评论,只举自己经历的一些实例出来,希望给大家的思路多一点启示。

　　3 天前刚刚诊治了一例外感发热小儿,全程通过电话和短信息进行联系,疗

效较为满意,现把诊治过程记录如下:

张某,男,8岁。5天前因受凉发热,体温超过38℃,当晚注射退热药和抗生素后,热退;次日热起,再次注射,体温维持在37.5℃左右。后求以中药治疗。诊时主要表现:发热、恶寒、无汗、咽痛、头痛。根据病因和几个典型的临床症状,患者当属外感风热之邪,处以银翘散加防风,1剂。

药后体温持续在37.0~37.4℃之间。次日患儿家长仍嘱其上学,回家后热又起,最高达39.2℃。再询问病情,恶寒表现消失,不恶寒,反恶热,呼吸声粗,有喘象,急处以麻杏石甘汤原方,但因时晚,无处购药,只得暂以退热药应急。

昨日清晨服药后,热渐退,体温维持在37.2℃左右。但觉头巅顶痛,恶心欲呕。是外邪入阳明象,处以麻杏石甘汤合吴茱萸汤,1剂,分3次服。今天中午联系结果,热退、痛止,痊愈。

问诊大体包括两个部分。一是系统问诊,即对患者一般状况的常规了解。古人有《十问歌》传世,实际上就是把问诊常规编成歌赋形式,便于初学者掌握。二是围绕主症的特定问诊,以掌握主症相关的具体信息;如问诊头痛患者,需要围绕头痛主症,进一步询问其疼痛部位、时间、性质、原因等。下面我们就从这两方面,给大家介绍中医问诊的内容。

(一) 系统问诊

不是科班上课,不需要死板地按课本讲解。这里仅将无疾日常临证最常问到的几项内容,包括饮食、二便、睡眠和诊治经过,向大家介绍一下。这几项,无论患病为何,都是无疾必问的内容。那么,这些很普通的问题,对医生诊断有怎样的价值呢?

先说饮食。**中医治病与西医不同,核心策略是帮助患者,开展以患者为主体的自救行为**,即所谓"病为本,工为标"。既然患者自身的修复能力是主体,那么保护、扶助人体的气血,就是医生首先需要考虑的问题。而气血的来源,主要在于饮食物。所以中医自古就崇尚"保胃气,存津液"的治疗原则。意思是,医生治病,最基本也最重要的观念,就是保护好患者的脾胃,不要过度消耗人体的气血津液。

问诊先问饮食状况,即是希望了解患者当前的胃气强弱,定下用药的基调。能食者胃气盛,不能食者胃气弱。战国廉颇老将要出阵,众人判定其能否应敌的问题就是"尚能饭否?"对于邪气偏盛的患者,胃气强则可急攻,胃气弱则须减量。对于虚损的患者,胃气强则可考虑峻补,胃气弱则必须缓图。因为胃气不但承担运化水谷的重要职务,药物的消化吸收也必须依赖于胃气。胃气不足,又攻伐太过,则胃气更损。胃气不足,则补益之药难得运化,从而出现虚不受补的现象。

再看二便。二便对人体健康的意义十分重大。一例中风患者,神昏三日不醒,西医各种疗法用尽,只差开颅治疗,家属不允,请中医会诊。医师张口便问大便状况,云五日未行。急以大承气下之,得便而后神清病转。

人体通过二便,将代谢废物排出体外。如果排出不得,废物滞留体内,再好的药物也难以发挥其治疗作用,当务之急是通利二便。反过来,如果二便过于通利,出现腹泻,小便过频等现象,又必须及时处理,不让体内的精微物质过分外泄。当然,不论通利,还是固摄,治疗的方法都不仅仅是简单的,见便秘就用大黄、番泻叶攻下,见腹泻就重用诃子、肉豆蔻来止泻。如此则可能导致虚者更虚,实者更实的误治局面。具体辨识的方法,我们在接下来的辨证章中,会以实例不断加深大家的印象。

接下来看看睡眠。在上面望神一节,我们已经提到了一些关于睡眠与神的关系,下面我们继续展开来认识。睡眠对于神来说,意义非常重大。人只要处于清醒状态,神就在工作;思考问题时,神就在繁忙的工作。人体的一切活动,都离不开神的总统协调。如果忙碌一天的神,在晚上仍然得不到充分的休息和滋养,长此以往,神的能力就会越来越差,由神管理的各个脏腑器官,也就都有可能出现功能的异常。昨天网诊的一位患者,即是由于神的异常,导致全身的不适:焦虑、恐惧、失眠、异常发热感、头痛、大便失常……对于这样的患者,用最有效的方法为缓解失眠,让神得养,才是当务之急。

根据无疾的观察,**失眠大体可以分为三类。一种入睡困难;一种睡眠浅,梦多;一种早醒后无法继续入睡**。第一种,多属心火所致。神欲入心,但心中有热(多思辗转即是热象),神喜清净,入心不得,从而出现入睡困难。第二种,多属肝血虚所致。神入心,魂入肝,神魂多并行出入。肝血不足,魂无法得到充分的滋养,在体内游荡不安,我们就在梦中看到了一幕幕电影的上映。第三种,多属肾精不足。老年人经常出现这类表现,即是年老肾精亏损所致。三类虽然可以进行如此划分,但症状常常相兼出现,治疗也需要相互参照。

最后谈谈询问诊疗过程的意义。人是非常复杂、精微和宝贵的。任何医生都可能出现误诊误治的情况。详细询问患者既往的诊治经过,了解以往医生的诊断、治疗思路,哪些有效,哪些无效,可以最大限度地降低试错成本,为本次治疗提供有意义的参考。

此外,对于女性患者,月经和白带的情况都是必须要问的。曾诊治一位老年女性,一身虚劳象,健脾益肾疏肝之法皆不效。最后询问白带情况,才讲白带量极多,每日必须更换两次内裤。处以完带汤原方5剂,诸症大减。

(二)特定问诊

对于各科疾病,专门的问诊内容太过庞杂,不可能一一讲到。这里仅提供一则无疾诊疗的头痛案,以示特定问诊之法。希望大家留意无疾问诊的过程。

患者女,20岁,以头痛来诊。

无疾:头痛多久了?(了解病程长短,判断病情轻重)

患者:自高中时起,大约4、5年了。

无疾:头什么部位疼?(了解病变部位)

患者:左侧偏头痛。

无疾:头疼时怎样的疼法?胀痛?刺痛?热痛?还是?(了解疼痛性质)

患者:感觉随着血管一跳一跳的痛。

无疾:吃饭好吗?(常规问诊)

患者:一般。

无疾:大小便状况?

患者:还好。

无疾:睡眠怎样?

患者:经常失眠,遇到一点压力就睡不好。

无疾:月经规律吗?(女性必问)

患者:时间还好,一般向后错一两天。

无疾:颜色怎样?有血块吗?

患者:颜色偏黑,有块。

无疾:血量多吗?

患者：正常。前三天比较多,持续一周左右。

无疾：经期腹痛、腰痛有吗?

患者：小肚子痛比较严重,腰痛不明显。

无疾：头疼与月经有关系吗?

患者：一般月经前会加重,有考试前紧张也会加重。

无疾：白带怎样?

患者：正常。

无疾：以前头疼看过吗? 吃过哪些药?

患者：没有好好看过,只是吃些止痛片。

通过上述的问诊,你了解特定问诊与系统问诊的大体内容了吗? 面对这位患者,你会作出怎样的诊断呢? 答案就藏在本书中,试试耐心发现吧!

四、切　诊

切诊包括内容很丰富,比如感触皮肤温度,按循腹部包块,以及腧穴按压寻找压痛点等。但今天留给普通人最深刻,也最感兴趣的,是脉诊。中医诊脉历来被认为是中医四诊方法中最为精妙高深的一种。古代悬丝诊脉的传说流传很广,即是对脉诊神秘玄化的一种表现。

实际上,脉诊法自古有很多流派。今天影响最大的、最正统的,是濒湖脉学的 27 脉诊法。《中医诊断学》教科书上列出的脉诊法,也是源出于此。要完整学习这 27 或者 28 脉诊法,大家可以自行参考《诊断学》教材,或者李时珍的《濒湖脉学》。因为内容太过繁琐,很难明确重点所在,列举的很多脉象,在临床中出现的机会又比较少。所以,这里仅向大家介绍最基本的,简便易行,且实用可靠的诊脉方法。尽量让爱好者朋友可以在较短的时间内,通过对自己和家人朋友范围内的实践,即可以掌握基本的脉象特点。不过在学习之前,需要大家先来了解一些诊脉的基本知识。

(一) 脉诊的基础知识

1. 诊脉前提　诊脉是一项要求精神高度集中的工作。无论医生还是患者,都需要凝神定气,中医所谓"治神",就是这个意思。如果刚刚经历车马劳顿,需要先行休息,等到气息平定,心绪坦然之后,方可诊脉。同样的,刚刚吃过饭,也是不适合直接诊脉的。

2. **诊脉部位** 诊脉部位,中医称为寸口,位于手腕内侧前缘桡动脉搏动处。腕后高骨(即桡骨茎突)在确定具体诊脉部位时非常重要。高骨前方动脉搏动处称寸;高骨后方动脉搏动处称尺;高骨正对的动脉搏动处称关。

3. **诊脉手指** 医生通常用食指、中指、无名指,分别放在患者寸、关、尺三部上进行诊脉。且医生需要根据患者的高矮胖瘦,调整自己手指分布的距离。诊脉时,常以手指指腹近末端处,接触患者寸口脉,因为此处感觉最为灵敏。

4. **诊脉三法** 按照手指用力轻重的不同,诊脉分为浮取、中取、沉取三法。所谓浮取,就是手指用力很轻,轻轻触及寸口皮肤的诊脉方法;如果手指加力按压,到达皮下肉间的深度,即为中取;手指继续加力,至筋肉深层,甚至可以触及骨头,如此取法即为沉取。

以上脉诊部位中讲到的寸关尺,和诊脉三法中提到的浮中沉,实际上是分别从上下和深浅两个维度,对诊脉的部位做了描述。上下三分寸关尺,深浅区别浮中沉,三三见九。所以《难经》讲脉诊时,有"三部九候"之说。就是讲在这九个点上,仔细体察脉象的精微感觉。

(二) 中医诊脉,诊什么

中医师将三个手指放在寸口上,究竟在体会什么呢? 脉诊的基本内容,或者说基本的着眼点在以下两个方面:**一是部位,二是脉象。部位,即上面讲到的上下和深浅。**其中,寸、关、尺分别代表人体上中下三部,浮、中、沉则分别表示人体的表中里三层。区分出这些部位,之后呢?

中医脉诊的基本原理是:**通过观察脉在不同部位的搏动状态(即脉象),评价体内相应部位的气血充盈程度和运行状态。**也就是说,中医诊脉,有点像用一台高精度的 CT 机,逐个部位,逐层扫描。上面讲到通过寸关尺、浮中沉确定下来的九个点,就像九个大的人体气血观测站。接下来要做的,就是在这些观测站上,仔细观察气血的状态了。而气血状态反映在指下,就是脉象。

对脉象的观察,包括两个方面。一是气血的充盈程度,二是运行状态。所谓充盈,又可以从两方面考虑,一是阳气充盛与否,二是阴血充实与否。涉及以下两组脉象。

1. 虚实　虚实,是指脉动力度而言。主要反映人体阳气的充盛程度。气盛则脉动有力,气虚则脉动无力。这点其实不难理解。当我们精神饱满,气力充足时,往往干劲十足;而气不足时,就是四肢倦怠,连说话也懒得说。我们的脉也是一样,阳气充足则脉动有力为实,阳气不足时脉动无力为虚。不过,太过有力的脉,则往往表示体内有火热邪气,在鼓动气血。

2. 粗细　粗细,是指脉的形体而言。正常脉象,粗细适中,譬如正常人体胖瘦相宜。形状过于细小的脉象,或柔软如发丝,或坚硬如钢丝,常见于阴血不足的患者。相反的,如果脉形过粗过宽,甚至边界不清,通常表示体内阴类的邪气较盛,最常见的是湿邪。形象的理解,脉管如河道,水足河道充;水少则流细,水满则流溢。

一句话,阳气看力度,阴血看宽度。除了气血的充盈,运行状态如何才是脉象更具诊断价值的部分。据无疾临证所见,**最基本、最重要、最核心的脉象,是以下三种:弦、滑、濡**。

3. 弦象　弦,即琴弦,只需将手指放置在绷紧的琴弦上,即可感知此脉象的大体性状。弦象,是临床非常常见的一种脉象,不妨留意自己和身边的家人朋友,尤其在两种情况下:**一是受寒,二是郁闷**。受寒时出现弦象不难理解,寒邪之性主收引,犹如热胀冷缩。脉管收紧后,自然会出现紧绷如琴弦的反应。心情不好,郁郁寡欢时,同样可能出现弦象,机理与寒主收引不同。寒邪收引,犹如外力牵拉脉管,令其绷紧;气滞脉弦,则如向球内充气,令其满胀。因肝主疏泄,当体内气机郁滞时,往往是肝脏的功能出了问题,所以弦象又常作为主肝脏病的脉象。

4. 滑象　"往来流利,如珠走盘",是古人对滑象形状的经典描述。按无疾临证观察,传统脉法上讲的滑象,其实包括两种情况。一是脉在指下快速滑过时,略带黏滞感,脉形不大,力度也正常。另一种则是,脉形较大,脉的力度也超过正常,但不见黏滞感。两者的共同点是,脉在指下的运动都很流畅;但**前者黏腻主痰,后者力猛主火热**。形象的看,前一种滑象,犹如用手指滑过浸湿的香皂,那种滑滑的,又略带黏腻的感觉,就像痰一样。后一种则势如火球,又或者沸腾的开水,气势汹汹。

5. 濡象　这里讲的濡象,与《中医诊断学》教材里讲的濡脉略有不同。教材里讲濡脉的特征是"浮而细软",这里所讲的濡脉,不包括浮,也没有细,只讲"软"。**软,是濡象的核心特征。**提到世间柔软的东西,很容易想到水。而濡脉所主,正是水湿之象。试将脉道比作沟渠,水少则细,水满则溢。水溢出后,沟渠的边界已然不再清晰。这种柔软的、流散的、弥漫的脉象,就是濡象。

除了以上5种最基本的脉象,还有两种经典脉象,不得不提:迟和数(音shuò)。简单地说,**迟数就是脉动的快慢。**那么,中医怎样计算脉动次数呢?

正常情况下,每分钟人呼吸16~20次,脉动60~100次,脉动次数大约是呼吸的4~5倍。也就是说,一呼一吸间,脉动4~5次。中医正是凭借二者间的对比关系,来评价患者脉动快慢的。一般来说,医生呼吸1次,患者脉动4次(或5次)为正常,少于(或等于)3次为迟,多于5次为数。一般来说,迟象表示体内有寒邪,数象相反,表示有热邪。

最后再讲一种很有特点的脉象:革脉。革脉很有意思,只要遇到一次,就会留下终生的印象。浮取即得,且坚硬如鼓皮;但加力中取后,脉形中间一下变得空虚无物,而边缘仍坚硬依旧。主病在"**男子则亡血失精,女子则半产漏下**"。亡血,大出血;失精,严重遗精,或房劳过度;半产,即流产;漏下,即月经量大,淋漓不断。阳气无形,需要依附于阴血物质上才不致耗散,所谓"血为气之母"。现在阴血物质大量耗失,气无从依附,浮越于脉上,则见浮取之坚硬如鼓。但内部空虚,故按之则见中空。

讲了这么多关于各种主病的脉象,或有朋友要提问,健康人的脉象是怎样的呢?中医一般把"缓"定义为健康脉象。可以用8个字来描述**缓象的特征:充实饱满,从容和缓。**增一分则嫌其实,减一分则嫌其虚;疾一分则嫌其快,迟一分则嫌其慢。

(三)脉诊的价值

1. 判断病位 病位可以从两个方面来理解:一是表里,二是脏腑。

总体来看,外感表证,脉多见浮;内伤里证,脉常见沉。明白人体气血的运行规律,就不难理解。如前所讲,浮中沉反映的是气血在人体深浅不同部位的运行状况。当手指轻触寸口皮肤即感力大势猛,到中、沉的位置,力量反而小了很多,说明体内的气血正在大量向体表聚集。为什么呢?最常见的原因就是,体表有外敌入侵,正气奋起到体表抗邪。反过来,日常运行,有如居家过日子,各安其分,自然要回到内部,在脉象上就是在中和沉的位置,脉动更有力。

不过,这种大略的病位判断方法,在需要精细辨别时,就显得粗疏,还需要结合对脏腑病位的判断。对脏腑病位的判断,离不开寸关尺。左右手之寸关尺,都有各自代表的脏腑器官。**左手寸关尺分别代表心、肝、肾(阴);右手寸关尺分别代表肺、脾、肾(阳)**。从部位高下来看,心肺在上,肝脾在中,肾在下,与寸关尺的位置一一吻合。

临床过程中,当我们发现左关部脉象有异常,就可以初步判断病位在肝;右寸部的异常,反映病位在肺。余同不赘。结合上面的浮沉部位,比如在右关中沉部位见到绷得很紧的弦象,往往表示脾胃受寒,且多为寒冷饮食所致。如此,疾病的部位、层次,就可以基本确定下来了。

2. 判断病性　总体来看,疾病的性质不外虚实两大类。

虚的方面,又包括气血阴阳四个方面。通过上面讲到脉象的力度和宽度,可以判断:**阳气虚则无力,阴血虚则脉细**。实的方面,相对比较复杂,不过通过上面讲到的弦、滑、濡、迟、数等脉象,也可以得出基本的判断。见弦则主气滞寒凝,滑则为痰,濡即主湿。

将脉象与上面的部位相结合,就可以对患者出现的问题,做出基本的病位病性判断了。举例来看,左关部弦说明肝气郁,右尺部沉弱无力说明肾阳虚。再与上文望诊、问诊等方法结合,做出对病性病位的最终判断,就是下一章辨证的主要内容了。

值得注意的是,脉象的出现,往往也不是像上面讲到的,一条条单独出现。如果相兼出现,如见到濡弱无力的脉象,表示怎样的病性呢? 如果是弦细呢? 留意下自己或家人的脉象,看看具体的脉象是怎样的呢? 不妨结合出现的症状,尝试着自己分析一下。

3. 判断病势　脉象从浮转沉,且症状加重,是表邪入里;脉象从沉弱无力,转起而有力,是正气来复。诸如此类,通过对脉象的把握,可以判断疾病从表入里,从里出表的走向;疾病从实转虚,从虚转实的变化;以及从轻加重,从重减轻的趋势。

(四) 诊脉的基本步骤

了解了上述脉法知识以后,临证真正开始诊脉时,基本步骤是怎样的呢?

无疾这里仅介绍自己平日诊脉的方法,简而言之,为初学者提供些参考。

首先三指用力均匀,浮取三部寸关尺;继续齐力中取。一些脉象,通过这样的初步诊察就可以发现了。比如外感风寒时,脉象会在浮的一层普遍出现弦紧象。

接下来,将注意力凝聚在食指末端,置于寸部脉上,从浅到深,依次探寻体察。继而专注于中指末端,在关部脉上逐层深入,继而是尺部。如此逐部、逐层的探察,初学一般单侧不少于一分钟,以探清脉象为度。

诊毕,再诊另一只手,过程相同。

以上给大家介绍了望闻问切四诊的基本知识。再次重复下前面讲过的一句话,中医是一门实践性很强的学科,**四诊方法更是带有鲜明的实践特征,而绝不仅仅是知识。对四诊方法的掌握,必须依赖于亲自体验和练习。**实践过程中如遇到问题,欢迎来天下无疾微信公众号(noillclub)上留言。无疾愿尽己之力,为喜爱中医的朋友提供帮助。

思考

1. 形体的胖瘦、舌体的大小和脉形的粗细,在诊断意义上,有怎样的联系?

2. 舌质和舌苔,分别最常见哪些颜色?反映哪些问题?

3. 搜一搜古代的"十问歌",看看古人最关心的是哪些问题?

4. 中医是怎样通过脉来诊断疾病的?

中医辨证之谜——八纲脏腑

要　诀

气虚无力倦懒言，血虚目涩多梦浅；

阴虚细小热盗汗，阳虚清冷无力寒。

热红黄数寒清寒，痰湿困重舌便黏；

风动歪斜善走窜，气滞胀满瘀紫暗。

肺病不外咳痰喘，心病心悸痛失眠；

脾病消化食欲减，腹胀腹痛大便难；

肝怒脉弦胁胀满，肾病腰膝小便艰。

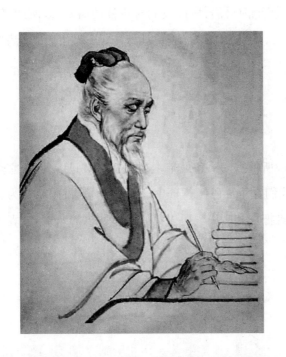

零起点学中医

两人同患风疹,瘙痒难耐,但中医处方以寒热截然不同的两张处方,结果二人皆获全效。一人患腹泻多年,身体虚弱;一人发热月余,百般求治皆不效;中医同处以补中益气汤,结果腹泻止,发热退。同样的疾病,治法迥异;不同的疾病,治法却相同。中医这种诊治疾病的方法,历来都令世人备感惊奇。中医依据怎样的道理,做出这种"同病异治,异病同治"的治疗决策呢?道理,就是本章中我们要学习的——辨证论治。

辨证论治,是中医学诊治疾病的鲜明特征,也是精华所在。这里的"证"指的是什么呢?"辨证",究竟"辨"的是什么"证"呢?

我们可以这样理解:证是中医对疾病发生机理(病机)的概括,具体内容包括疾病的位置、性质、原因等。其中,对病性和病位的辨识,是中医辨证的核心。"证"是疾病发生的内在本质,通过对患者出现的各种临床表现进行观察分析,我们可以对这些本质进行判断;这个过程,就是中医的辨证。

中医经过几千年的发展,在辨证方面,从理论到实践,都积累了丰富的知识。针对不同的疾病类型,在不同的历史时期,中医形成了几套辨证论治的体系:针对外感发热性疾病为主的六经辨证、卫气营血辨证和三焦辨证;针对内科疾病为主的脏腑辨证;用以指导针灸临床的经络辨证;以及最基础的纲领性辨证方法,八纲辨证。经络辨证方法,我们在后面针灸的部分还会重点讲。考虑到今天临床的大部分疾病属于内科病,所以我们对辨证的讲解,以脏腑辨证为主,结合八纲辨证。而六经、卫气营血等三种辨证方法,主要用于外感热病,我们这里不作介绍。

一、八 纲 辨 证

八纲,指中医诊断疾病所依据的八条最基本的纲领,分别是:表里、寒热、虚实、阴阳。其中的虚实,我们在下面脏腑辨证中还要展开来讲;阴阳作为总纲,内容相对模糊,初学者较难把握和应用。所以我们此节所讲的八纲,以表里、寒热为主。

(一)辨表里

中医所讲的辨表里,是对病变部位、病变层次的辨识。前面我们学习过阴阳,表里就是阴阳。皮毛筋肉相比,皮毛就是表,筋肉就是里;筋肉六腑相比,筋肉就是表,六腑就是里;六腑五脏相比,六腑就是表,五脏就是里。实际上,中医对表里证的辨识,更加重视的,更有临床价值的,是在诊治外感病时,对病位表里的判断。

今天我们生活在盛世,享受着太平年月的安详,所患的疾病,主要是以各种内科病证为主,病位大多在里,对病位表里的判断,似乎并不是那么的重要。但是就在几十年前,我们的父辈祖辈,他们所经历的生活,还远比今天要艰苦得多。古人生活的环境中,战乱、饥荒时有发生,他们所患的疾病中,外感热病的比例就相当的高。疾病表里的辨识,就显得格外重要。

辨表里之所以重要,是因为表里证的病因病机、治则治法都是截然不同的;表里判断不清,导致误治的后果也会十分严重。在表之病,多由外邪入侵所致;在里之疾,常与气血不和有关。外邪入侵,正邪交争,矛盾性质属于敌我矛盾;气血不和,邪从内伤,矛盾性质属于人民内部矛盾。面对外敌,需要调动国防力量奋力相抗,速战速决;面对内部的不和谐声音,则需要协调安抚为主,不得已也只是调动公安,维持秩序,以求长治久安。所以**治表邪,以发汗驱邪为首务,多求速效,所谓"治外感如将"。治里证,以调和气血为重点,常须缓图,所谓"治内伤如相"**。表证不解而攻里,正气本在表奋力抗邪,体内却遭毒药而混乱不堪,邪气必然趁机而入,病情也会随之加重。譬如大将御敌于外,国内政权哗变,大将家属尽遭不幸,军心动摇,战事必败。里证不和而攻表,体内气血不和,不治里而反攻表,徒耗正气,里证更甚。譬如将相不和,调将外出,相得机尽数报复,将相关系更加恶劣,国家则难保。

那么在表在里,究竟如何判断呢?

给大家提供两条判别的依据,一是恶寒,二是脉浮。恶寒就是怕冷,不过这种怕冷即便多盖上很厚的衣被也不管用,仍然寒战不止。但凡见到恶寒的症状,一定说明有邪在表。所谓"**有一分恶寒,便有一分表证**"。脉浮就是脉象非常表浅,手刚刚接触到寸口皮肤,就可以感觉到很强的脉动,用力按下去之后,脉的力度反而减小。也是正气奋起抗邪之象。

思考

既然靠恶寒一个症状,就可以准确判断表邪存在了,还有必要再了解脉浮、舌苔薄、头痛、鼻流清涕等这些症状吗?

(二) 辨寒热

这一条看上去似乎非常简单。寒热嘛,智力正常的人,都可以很好地辨别,还需要特殊地来讲吗? 下面我们来看两则医案,让大家感受下实践中要辨别寒热,是否如想象中一样的简单。

案1 患者,男,58 岁。患"胃病"近 30 年,在某医院行胃肠钡餐造影,诊为"十二指肠球部溃疡"。患者于前日晚餐饮少量白酒后,当晚 11 时许胃脘部突然阵发性绞痛,向右胁放散,伴嗳气泛酸,口苦口干,喜手按压,面青肢冷,身微出汗,饮热开水疼痛可缓解。舌质红润,苔淡黄、厚腻,脉象弦紧而数。(广西方显明案)

这例患者出现的胃痛,究竟是寒,是热,还是寒热错杂? 我们来分析一下。患者口苦口干,舌红苔淡黄厚腻,脉数,似乎都是热证的表现。当该患者到某医院门诊就医时,应诊医生也是根据上述"热象",结合胃脘痛,向右胁放散的症状特点,诊断为"肝火犯胃型胃痛",予龙胆泻肝汤治疗。但是服药 1 剂后,胃痛加重,伴脘腹作胀,嗳气频作,纳呆,恶心,泛吐清涎,大便不畅。问题出在哪呢?

仔细观察我们可以发现,患者除了上述热象外,有一个症状格外的引人注意,就是"饮热开水疼痛可缓解"。试想一个大热的人,怎么会喜欢热饮,而且饮热水后疼痛缓解呢? 再结合一些其他的表现如舌虽红但润泽不干,胃脘部疼痛为绞痛,面青肢冷,等等,可以判断患者当前出现的疼痛,其性以寒为主。再有经服寒凉药龙胆泻肝后,疼痛加重的反应,可以进一步确诊疼痛是因寒而起。再结合全身症状综合诊断,该患者属寒热错杂夹湿,当前治疗当以散寒为主。再看一个。

案2 杨某,女,三十岁。初患上腹疼痛,发高热,大便秘结。病已四日。曾用灌肠法通便,反致腹痛、吐泻、手足厥冷,烦躁不安,面青,脉微。经服大剂附子理中汤(重用附子),服后病情加剧。症见:面青,神烦,肢冷,吐泻,发热,口臭

气粗,烦渴引冷,口唇焦燥。舌呈紫色,脉象闭伏。细审之:手背虽冷,但手心灼热。(云南 戴丽三案)

这是一例中医所谓的"真热假寒"案。无疾在此将如此疑难重症介绍给各位初学者,并非希望大家很快掌握扶死济危的医术,而是以此示医者识证之难,绝非草率者可为。学习医术,非一般平和之养生法可比,面对疾患,心思必须缜密,目光必须犀利,才不致误人。

该患者表面看来,面青、肢冷、脉沉,都是寒象;又见发热、口臭气粗、烦渴引冷、口唇焦燥,都是热象。似乎寒热并见,其实不然。该患者的问题,是体内阳热之气太盛,阴气弱小,根本无力制约亢盛的阳气,反而被阳气排斥在外,从而出现了体内真热,体表假寒的表现。即所谓真热假寒。

采用中药治疗时,我们是利用药物的某种偏性,来纠正人体内出现的相应问题。以寒药治热,以热药治寒;以补药治虚,以泻药治实。如果医生对疾病的寒热辨别不清,以寒为热,以热为寒,用药必然会错。后果轻则无效,重则害人,不可不谨慎小心。

二、脏腑辨证

脏腑辨证是今天中医临床中应用最广泛的一种辨证方法,也是本书的重点所在。通过辨证,我们可以判断出患者当前的疾病是虚是实,哪种虚,哪种实;病变的位置是脏是腑,哪一脏,哪一腑。无疾在既往的教学过程中,总结出一套初学者很容易理解和掌握的脏腑辨证教学方法,现在介绍给各位中医爱好者朋友。

(一)辨病性

疾病的性质,大体可以分为虚实两大类。虚,是正气不足。实,是邪气有余。

正气的不足,主要体现在气血阴阳四个方面,出现气虚、血虚、阴虚、阳虚,这四种基本的虚证。当然这些虚证也可以相兼出现,常见的情况有:气血虚、阳气虚、阴血虚以及阴阳两虚等。**邪气可以从外来,可以从内生,但总体不外乎寒、热、风、湿,气滞、血瘀、痰饮、食积这8种。同样的,这些实邪也可相兼出现。**

常见的如：风寒、湿热、痰瘀、气血郁滞等。

中医辨证，首要的任务，就是要辨别出，患者当前的状况，究竟是虚证，还是实证，或者虚实夹杂？虚证，究竟是气虚，血虚还是阳虚？实证，究竟是痰湿，是寒、是热，还是气滞血瘀？下面无疾将上述各种虚证实证中，最常出现的，最具有代表性的症状列在下面，供大家在实践过程中参考来用。

【虚证】

气虚：乏力、疲倦、懒言、自汗，脉弱无力。

血虚：失眠（多梦）、目干涩痛、女性月经量少色淡，脉细弱。

阴虚：潮热、盗汗、五心烦热，舌红瘦小、少津液，脉细。

阳虚：畏寒喜暖、四肢清冷、大便溏稀、小便清长、舌淡、多津液、脉沉弱无力。

解读：

关于气虚诸症。气最重要的功能，是推动人体内有形物质如阴血、津液的运动，激发各脏腑进行正常的生理活动，是人体的动力来源。现在气不足，无法提供充分的动力，从脏腑到肢体，就表现出一系列不喜动而喜静的现象，如上所示。

关于失眠多梦。人体在运动时，血被输布到周身以荣养四肢百骸；在休息时，血液则流回到肝脏，所谓肝主藏血。随着神进入心脏，魂也会进入到肝脏中来休整。魂在休息时，需要大量的血液来营养，才能安心静修。现在肝脏中血液匮乏，魂不得养、躁动不安，我们就会在梦中见到各种各样的事物。

关于气血虚。前面生理一章中曾有涉及，这里再稍做回忆。气血之间的基本关系——"气为血之帅，血为气之母"。气无形，无法孤立存在，必须依附在有形的血上，才不至于被耗散掉。现在血不足了，气无处依附，很容易同时出现虚损。所谓"皮之不存，毛将安附"。因此，血虚时，很容易同时见到气虚表现。若反过来，在气虚时，就不一定同时兼见血虚表现了。

关于潮热。一般来说，发热是正邪相争的表现。既然要交战，就需要先准备好一切军需物资。如果体内阴虚，战略储备不足，最好就不要轻举妄动。等到午后，甚至天黑下来，天的阴气逐渐充盛；人体得到天的资助，阴气也逐渐强盛，正邪之间的战争才真正开始。所以阴虚的发热，通常是在黄昏以后出现。

热的时间越晚,说明阴虚的程度越重。所谓潮热,是指发热的时间很有规律,如潮水之涨退有时。

关于盗汗。在本书姊妹篇《零起点学针灸》中,对各种汗的发生机理有详细解说,可以参考。

这些症状,是我们进行临床辨证的基础知识。为了帮助大家尽快地掌握这些知识,无疾特意编写了几句歌诀。希望有意学习中医的朋友能加以背诵,相信对培养自己识证的能力有些帮助。以下的实证、五脏证,无疾同样采用编歌诀的形式,帮助大家记忆。不再赘述。

气虚无力倦懒言,血虚目涩多梦浅;

阴虚细小热盗汗,阳虚清冷无力寒。

【实证】

寒证:形寒肢冷、常年不温、冷痛,舌淡苔白,脉弦紧。

热证:面赤、身热、心烦,舌红苔黄,脉滑数。

痰湿证:肥胖、头重如裹、四肢困重、大便黏腻,舌苔腻。

燥证:口渴咽干、大便干燥、皮肤干燥,舌少津。

风证:震颤、歪斜、走窜。

气滞:胸闷、腹胀、肋下胀满、喜叹气,脉弦。

血瘀:口唇色紫暗,舌有瘀点或瘀斑,舌下静脉青紫粗大。

热红黄数寒清寒,痰湿困重舌便黏;

风动歪斜善走窜,气滞胀满瘀紫暗。

还是对三个问题作些提示:

关于辨寒热的知识扩展问题。上面我们讲到的,是进行证候辨识过程中非常典型的一些症状。实践中,还需要对上述知识进行一定的扩展,将死的知识逐渐活化。仅以寒热为例,为大家示范活化知识的一些方法。上述对热证的描述看上去已经比较详细,但实际上这些症状仅仅是一些典型的热象代表。从红色属热,除了舌红、面赤之外,还可以引申出痘痘的色红、斑疹的色红、皮肤牙龈的红肿热痛都属于热证;从黄色属热,除了舌苔黄之外,还可以引申出鼻涕和痰的黄稠、脓的黄稠、小便的色黄也都属于热证。反过来,清淡的颜色往往就是寒证的反应。如舌质色淡白,舌苔白多津液,肿块色暗淡,痰白清稀,小便清长,等等。以此法为例,大家可以在上述对各种症候的认识基础上,悉心观察各种生活中常见的症状,思考是虚是实,是寒是热。

关于燥。燥的表现,主要是由人体内的阴血津液等物质(尤其是津液)缺乏,机体失于濡养所致。本质上看,燥与其他几种实证表现有所不同,与其说是燥邪太过,倒不如说是津液不足。只不过,这种津液的亏虚,可能是真的缺水,也可能是缺少阳气,无力化水所致。这一点,在前面《病理》章中有详细讲解。既然以亏虚为本,将燥归入虚(阴虚)而非实证范畴,更准确些。在以后的讲述中,除特殊情况外,不再对燥邪做单独讲解。

关于水湿痰饮。四者作为一大类邪气,彼此关联又有区别,有必要加以说明。水,作为邪气的一种,现代中医理论中,一般很少单独出现。常见的说法如"水湿""水饮",重点都在后面一个字上。湿,如雾弥漫,本质为水,但无形可见,故常称为湿气。痰,如咳唾可见之痰,黏滞滑腻,有形可察。饮,与自然界中能见到的水很接近,有形可见,可以流动,如胸水、腹水、积液、水肿等。总结一下:**水是总称,湿无形如雾,饮流动如水,痰黏滞滑腻。**

辨证是中医临床诊疗疾病的关键环节,而辨病性又是中医辨证的重中之重。下面我们还是以两则医案为例,为大家展示中医如何辨别病性虚实。

案3　杨某,女,66岁,自诉半年前因阴道大流血而行子宫全切术。术后2月逐渐出现周身乏力,形寒畏冷。20天前受凉后出现午后身热(体温37.4℃),发作时先畏寒,继之身热。静点抗生素(不详)无缓解。发病以来神疲乏力,口干不思饮,纳少,食后脘胀,时嗳气上逆,便难,日一行。舌质淡,舌苔薄白,脉细而略数。(长春　衣明明案)

无疾按:此例患者年纪较大,又经历手术之苦;使得本已日衰之气倍受打击。观其全身表现:乏力,畏冷,口干不思饮,纳少等,一派气虚推动无力之象。其发热,即是气虚无力抗邪,必待正午后,阳气隆盛之时,得天之阳气相助,方见热起,同属气虚之象。治疗即当以益气为主导。抗生素之类,多属清热之品,对实热证效果较好。用于此类患者则多难以取效。

案4　赵某,男,46岁。半年来右胁阵发满痛,食欲不振,口苦,大便略干。近1周疼痛加剧,伴呕吐,口渴喜冷饮。舌尖红、苔黄腻,脉弦数。(山西　杜艳丽案)

无疾按:此例患者与案 3 同见食欲不振、大便不畅等表现。但本例出现的主要问题集中在胁胀满痛,口苦,口渴喜冷饮等,结合舌脉象,当属实证,无虚。实证之中,又包括气滞、热、湿等三条,综合分析,当属湿热中阻,气滞之证。法当清利湿热,理气止痛。

在辨识病性的过程中,还有一点是需要特别关注的,就是患者的体质。下面举无疾治疗的三例荨麻疹患者,希望给大家一些启示。

案 5　女,34 岁。务农。荨麻疹反复发作三年,经西药抗过敏治疗效果不佳,求治于中医。症见:风疹时作,呈片状,位置游走不定,瘙痒;饮食以肉类为主,大便偏干,舌红苔黄,脉数有力。

案 6　女,45 岁。务农。荨麻疹反复发作半年,经西药抗过敏治疗无效。现疹点散布于全身,时隐时现,发作时瘙痒难耐,抓破后流水;畏寒甚,虽盛夏烈日炎炎,也必须穿秋衣秋裤,汗出而不觉热;舌淡白,脉沉弱无力。

案 7　男,57 岁。司机。荨麻疹 3 个月。疹点较大,全部分布在颈项以上,晚间瘙痒加重,抓破后流血;失眠入睡困难,性急易怒,嗜烟酒,舌红,脉滑数有力。

无疾按:荨麻疹病位在皮肤,属表,治法当以发散解表为主。但是面对不同体质的患者,在具体治疗时,必须采取相应的处理方法。上述三例患者中,案 5 的荨麻疹表现最为典型。患者体质较强盛,直接采用解表,结合通里的方法就可以取得较好的效果。案 6 则不同,患者体质大寒,阳气十分匮乏。此时单纯采用解表法治疗,根本无法取效,必须主以大量温阳药,扶助阳气,解表药的作用才可以充分发挥出来。案 7 患者体质热盛,且热在血分。从其发病部位、发病时间、破后流血等都可看出。治疗时就需要加大清血分热的药物比重。具体用药方面的知识,且待下一讲中详细来介绍。

(二) 辨病位

中医将整个人体看作是一个整体,而这个整体的核心就是五脏。所以人身绝大部分的疾病,最终都会通过各种途径,与五脏发生联系。如六腑中胃肠的问题,我们常常责之于脾脏;荨麻疹、鼻炎等问题,往往与肺脏有关;腰膝酸软无力是虚在肾;等等。下面我们就来看一看,中医将病位最终归结到五脏,标准是什么。

肺:咳、喘、痰。

心:心悸(心慌)、失眠、心痛。

脾:纳呆(食欲不振)、腹胀、腹痛、腹泻、便秘。

肝:郁郁寡欢、易怒、易紧张、喜叹气、两胁(肋下)胀,脉弦。

肾:腰膝酸软无力、小便异常、性功能方面异常。

肺病不外咳痰喘,心病心悸痛失眠;

脾病消化食欲减,腹胀腹痛大便难;

肝怒脉弦胁胀满,肾病腰膝小便艰。

将病性与病位相结合,就可以对患者的情况,形成一个比较深刻的认识了。下面无疾以两则医案为例,为大家完整示范,中医进行脏腑辨证的思路和方法。

案8　李某,女,42岁,工人。腹痛、腹泻病史3年余。遇劳累、饮食不甚则发作,1个月前因劳累、着凉旧病复发,肠鸣腹泻,便下稀水,时夹黏冻,日便血四五次,有下坠感,四肢无力,气短懒言,每日早晨及上午大便次数多,午后即不再大便,大便常规检查无异常。诊断为"过敏性肠炎",服中、西药皆无效。后又住市人民医院3个月未见明显好转。查舌质淡,边有齿印,舌苔薄白,脉缓细弱。(河南　陈光辉案)

辨病性:

虚(气虚)　依据:四肢无力,气短懒言。舌质淡,边有齿印,脉弱。

辨病位:

在脾　依据:腹痛、腹泻。

综合分析:患者出现的主要病症是腹泻。经上述分析,病位在脾,病性属气虚。中医辨证属脾气虚之腹泻病。患者虽然出现了一些脓血便、里急后重等痢疾表现,但全身症状不支持实证,此痢疾亦当属气虚所致。治法当益气健脾。

案9　季某,女,患"慢支、肺气肿"6载有余,近因受凉后咳喘阵作,痰多胸闷,心悸息促,动则尤甚,口唇色紫,舌润稍胖,苔白腻,脉沉滑。(江苏　张旭初案)

辨病性:

虚(气虚)　依据:动则尤甚。

实(痰湿)　依据:舌润稍胖,苔白腻,脉沉滑。

实(气滞)　依据:胸闷。

实（瘀血）　依据：口唇色紫。

辨病位：

在肺　依据：咳、痰、喘。

在心　依据：心悸。

综合分析：患者主病为咳喘。病位在肺心，病性为虚实夹杂，痰湿阻滞、气滞血瘀，兼见气虚象。具体来看，病位以肺为主，由肺之病久而传入于心。病性以痰湿盛为主。痰湿长期阻滞于肺，气行不畅则滞，血运不达则瘀；长期咳嗽，以及实邪阻滞，造成心肺之气的损伤。治法当以除湿祛痰，宣降肺气为主，佐以活血、益气。

一个看上去很简单的病例，用以上方法分析起来，似乎变得十分繁琐。其实无疾这里带大家做的，是最基础的临床思维练习。是**最笨的方法，也是最扎实的方法。日后所有的灵活变通，都需要以此为基础。**从这个固化的模式开始练习，是学习中医临床思维的一条捷径。

三、体 质 辨 证

当下很多朋友都在关心体质的问题：究竟什么是体质？体质是怎样形成的？如何判断自己的体质？怎样根据自己的体质，来选择适当的养生保健方法呢？

（一）什么是体质

人是天地万物的一部分，而天地在化生万物的过程中，很少会把阴阳五行之气完全均匀地分配到每一个个体。于是就出现了：有人阴偏不足，有人阳偏有余，有人湿气较盛，有人肺气素亏。凡此种种，每个个体都有着属于自己的一种身体特质，即是体质。在所有的体质类型中，阴阳平和的体质是最为理想的，但在人群中出现的机会非常少。**大部分人，或此有余，或彼不足，体质中都存在着某种"偏"性。正是这种偏性，决定着我们的身体更容易罹患哪方面的病症。**比如气虚体质者，比较容易出现腹泻、腹胀、咳嗽、喘等病症；阴虚体质者，容易出现失眠、焦虑、夜间盗汗等问题。而所谓的体质养生，本质上就是要尽量纠正这种偏性，使其朝着阴阳平衡的方向来改善。

（二）体质是怎样形成的

一般来说，**体质由先天因素决定，受后天因素影响而成**。比如说，父母的身体都偏于气虚，孩子体质气虚的机会就非常大；父亲体质阳热，而母亲体质气郁，那么孩子的体质或从其父，或从其母。这是先天因素对体质的决定作用。而后天环境，或饮食习惯等的改变，又可以对体质产生一定影响。如长期居住在阴冷潮湿的环境下，体质会朝着寒湿方向转变；长期嗜食辛辣，容易把体质变得燥热；长期大量饮酒，容易形成湿热体质，等等。

体质是由先天因素决定的，通常很难完全改变。前面望诊一节曾提到的那位患者，舌体中间有一条纵深大裂纹，几乎要将舌体分为两半，此人的体质就是典型的气虚体质。随着治疗的持续进行，此患者的舌体逐渐变小，中间的裂纹也慢慢变浅，裂纹上也渐渐被一层薄薄的舌苔所覆盖；但与普通人相比，他的舌体仍然比较胖大，裂纹仍然比较明显。

（三）判断体质的方法

如何辨别体质的方法，实际上，在上面脏腑辨证的内容中已经讲过了。将"气虚证"的名字，换成"气虚体质"，诸如此类，上面给出的辨证百字要诀，就成了辨体质百字要诀，道理是一样的。不同的是，体质是人身之常，表现出来的"症状"一般不会像疾病状态时那样突出。有类于食物用来充养，因其平和以为常；药物用来治病，秉其偏甚以矫枉。

一般来说，最常见的体质类型分成虚实两大类，与上面辨病性部分相同。虚性体质，主要有气虚、气血两虚、阴虚、阳虚这几种类型。

简单来说，一个人平时说话声音低微，不喜言语，懒于活动，时感疲劳乏力，反复感冒不愈，舌体偏胖大，或见齿痕，即可判定为气虚体质。

眼睛干涩疼痛，视物不清（包括近视和老花眼），失眠多梦，女性月经量少色淡，多为血虚体质；血虚常与气虚并见，即合上面气虚体质的表现，形成气血两虚的体质。

身体瘦小，舌体瘦小，舌红苔少，夜间睡眠时觉热、盗汗等，多属阴虚体质。

平素畏寒喜暖、四肢冰冷、大便不成形、小便色清量多、舌色淡白、津液偏多者，属阳虚体质。

实性体质与虚性体质相比，给人的印象是比较结实。比如同样是体质偏寒,阳虚体质人更容易出现大便溏、小便清长这类虚性症状,实寒性体质者则较少出现。最常见的实性体质包括:寒性、热性、湿性、湿热、气滞、血瘀这几种类型。

大体来说:形寒肢冷、常年不温属寒;面赤舌红,性情急躁易怒属热;身体肥胖、大便黏腻、舌苔腻属湿;胸闷肋胀、叹气连连属气滞;口唇紫暗,舌下络脉青紫属血瘀体质。

(四) 如何改善体质

改善体质的基本原则就是纠正偏性,力求阴阳平衡。阳气不足则补益阳气,气滞湿盛则行气化湿。以下无疾根据既往经验,针对上述体质的朋友给出一些改善体质的建议,以供参考:

1. 气虚体质养生建议

宜适当的增加运动量(气属阳,阳主动,动则生阳),但不主张剧烈运动(壮火食气)。

忌冷饮及生硬食物,忌大量饮水(伤阳气),忌鲜牛奶(耗阳气),慎肥甘滋腻(不利脾运);宜偏清淡饮食,宜牛羊肉,宜山药、大枣。

常备中药:西洋参、黄芪(可以根据下一讲中药部分内容,适量选用 $1 \sim 10g$ 参或芪,开水冲泡,代茶饮用)。

常备中成药:人参健脾丸、补中益气丸(症状明显时,可根据方剂章内容,选用健脾或益气,晚睡前服用)。

备用经脉:足阳明经、足少阳经、足太阴经之下肢部分(日常保健,可敲打、按揉以上三条经脉,详细位置及机理,请参照第十讲经脉原理)。

2. 气血两虚体质养生建议

随着学习、工作压力的增加,电脑前工作时间的延长,手机逐渐演变为新的人体器官,越来越多学生和上班族的体质倾向于这种类型。其原因多在于思虑伤血,血少气耗。这些朋友需要注意:

适当增加运动。动作以自由舒展为宜,如散步、慢跑,不以量取胜,不追求高强度,避免劳累。

避免过度用眼,保证充足的睡眠时间。

忌冷饮及生硬食物;宜偏清淡饮食、甜食,宜牛羊肉、猪肉、鸡蛋。宜山药、大枣、桂圆。

常备中药:党参、黄芪、熟地、当归(开水冲泡代茶饮,或煲汤服均可)。

常备中成药:人参归脾丸(根据症状轻重斟酌用量,晚睡前服)。

备用经脉:足阳明经、足太阴经、足少阳经之下肢部分(用法同气虚体质)。

3. 阴虚体质养生建议

宜静坐,每天20~30分钟(静则养阴)。

忌熬夜,晚十一点以前必须睡觉(法于天地,顺乎阴阳)。

忌辛辣食物(易耗伤阴血)。宜酸味、甜味食物(酸甘能化阴)。宜牛肉、猪肉、鸡蛋、奶、豆制品,宜山药、木耳、黑芝麻。

常备中药:熟地、天麻(开水冲泡代茶饮,或煲汤服均可)。

常备中成药:六味地黄丸(根据症状轻重斟酌用量,晚睡前服)。

备用经脉:足太阴经、足少阴经、足少阳经之下肢部分(用法同气虚体质)。

4. 阳虚体质养生建议

宜适当增加运动量(动则养阳)。

禁寒冷饮食,忌大量饮水(伤阳气),忌肥甘黏腻(不利脾运)。宜牛羊肉,宜适量辛辣。宜适量饮黄酒、白酒。

常备中药:红参、黄芪,肉桂、干姜。

常备中成药:附子理中丸、桂附地黄丸(可据方剂内容选用,晚睡前服)。

备用经脉:足阳明经、足少阳经、足太阴经之下肢部分。宜腰、腹部艾灸。

5. 寒性体质养生建议

宜增加运动量(动则生阳,阳盛则阴消)。

忌冷饮、冷食,忌大量饮水(伤阳气)。宜牛羊肉,宜辛辣,宜白酒。

常备中药:干姜、肉桂。

常备中成药:良附丸、艾附暖宫丸(根据病症,胃痛、痛经时服用)。

备用经脉:足阳明经、足少阳经之下肢部分。

6. 热性体质养生建议

增加运动量(令热有去处),如每周三次高强度健身运动。

慎辛辣、羊肉(助热),慎饮酒。宜猪肉、鸭肉、奶,宜水果,宜绿茶。

常备中药:黄连(症状较明显时,可以此药开水冲泡代茶饮)。

常备中成药:牛黄解毒丸、牛黄上清丸(症状明显时,可考虑午饭后服)。

备用经脉:足阳明经之小腿部分。

7. 湿性体质养生建议

宜适度增加运动量(动则生阳,阳盛则阴消)。

忌大量饮水,忌寒冷饮食(易伤阳气),忌油腻、黏腻饮食,减少甜食。宜牛羊肉,宜辛辣,宜薏米、杂粮。

常备中药:薏苡仁、茯苓(宜煎汤代茶饮)。

常备中成药:参苓白术丸、二妙丸(湿盛常年腹泻宜前,湿热交错宜后)。

备用经脉:足太阴经、足少阴经、足阳明经之下肢部分。

8. 气滞体质养生建议

宜调整心态,增加户外运动,避免独处(解神之闭,行气之郁)。

忌肥甘滋腻(加重气滞),宜食酸、辣。

常备中药:柴胡、香附、白芍(症状较明显时,可用三药各10g,开水冲泡代茶饮)。

常备中成药:逍遥丸、加味逍遥丸(情绪不佳,随即服此,可将不良情绪对身体的负面影响降到最低程度)。

备用经脉腧穴:足厥阴之太冲穴、手厥阴之内关穴(各按揉三至五分钟),足少阳经大腿段(可拍打、按揉)。

9. 瘀血体质养生建议

宜增加运动量(动则气血流通,瘀血得化)。

忌寒冷饮食(伤阳气)。宜牛羊肉。

常备中药:当归、丹参(偏寒则用当归,偏热则用丹参,开水冲泡代茶饮)。

常备中成药:血府逐瘀胶囊、艾附暖宫丸(气滞血瘀则宜血府逐瘀,寒瘀交错则宜艾附暖宫,随症状轻重服,女性经期忌服)。

备用经脉:足阳明经、足少阳、足少阴经之下肢部分。

当然,无疾此处所列各种体质,只是最常见、最基本的体质类型。实际生活中,还有很多朋友,是兼具以上两种或三种体质,如气虚湿盛、寒瘀体质等,可以将上述建议参合来看,不再一一列举。

从上一讲开始,我们已经进入了中医实践的部分。需要大家更多地动脑动手,加强练习,在实践中不断加深对中医知识的理解,提高中医诊断的能力。所以,本次讲稿为大家提供了比较丰富的练习案例,作为思考题。案例按照难易程度分为两组,第一组案例较简单,为基础练习;第二组案例较复杂,为综合练习。每组四例。

基础练习组

练习案例1 邱某,男,48岁。20天来咳嗽痰多,痰色黄白,胸膈胀满,恶心呕吐,头眩心悸,体倦乏力,舌苔白厚腻,脉濡缓。(山西 孙英杰案)

练习案例2 殷某,女,38岁。病大便难、燥结如弹丸年余,临厕欲便不得,三五日一行,常服中药或用开塞露,便秘如旧。诊其胸胁痞满,脘腹胀痛,心烦易怒,纳少,苔白腻,脉弦。(江苏 朱有银案)

练习案例3 冯某,女,34岁。因憋尿致小便不利1年,点滴短少,每次登厕需半小时方解,劳累后症状尤为明显。每当咳嗽、喷嚏即有漏尿现象。刻诊:面色少华,痛苦表情,倦怠乏力,不思饮食。舌淡、苔薄白,脉沉弱。(山西 王自兴案)

练习案例4 陈某,女,80岁。主诉:小便赤白相兼,有半月余,刻诊:形体消瘦,手足心热,不思饮食,颧红面赤,腰膝疲软,头晕耳鸣,口干心烦,舌光薄无苔,脉细数。(福建 韦忠俭案)

综合练习组

练习案例5 袁某,女,36岁。忧思过度,夜难成眠,迁延数年,屡服西药舒乐安定、非那更等药无效。近来心烦不寐与日俱增,甚则彻夜难眠。胸中痞满,微咳多痰,口咽干苦,便坚溲赤,舌赤、苔黄腻,脉弦滑数。(江苏 徐剑秋案)

练习案例6 陈某,男,62岁。胸部闷痛已3年多,初起胸胁胀闷不舒,近半年来胸闷且心前区时时作痛,伴有心悸、嗳气、纳差,上月经某医院诊为冠心病。诊其脉弦细,舌淡红苔白,舌边有瘀斑。(福建 俞慎初案)

练习案例7 患者,学生,17岁。自诉:因与同学去河里捕鱼,洗澡戏水,随之饮食生冷之品,夜间觉身体不适,自服克感敏2片入睡。次日腰腹疼痛难忍,继而经行不畅,量少,色黑有小血块,伴身酸头痛,恶心呕吐,不思饮食。患者痛苦面容,脉沉紧微滑,舌质微青,苔白微腻。(云南 吉琼珍案)

练习案例8 周某,女,57岁,农民。头晕反复发作20余年,高血压病史20

余年。近1年渐出现头晕较重,恶心,胸闷,纳呆,腰膝酸软,畏寒肢冷,小便短少,下肢浮肿。(山东　张胜茂案)

请依照上述示范讲解,对病案进行辨证分析。请给出你对各案病性、病位的判断,以及依据,并对病情进行综合分析,断出疾病的证型。有余力的朋友,还可以尝试考虑治疗方面的思路。

思考

1. 虚寒和实寒,该如何辨识?

2. 湿热证,可能出现哪些临床表现?

3. 尝试对自己或家人最近的一次生病经历,做一次完整的辨证分析吧。

中药性情之谜——四气五味

人有生命,全赖体内一团阳气推动。故阳气常宜培补,不宜过度攻伐。体现在用药上,我们可以发现,常见的几种邪气,风湿寒热、气滞血瘀,除热邪外,中医驱散其他几类邪气的手段,多用温法。风邪得辛温而解,水湿痰饮得温则化,寒邪得温则散,气血得温则行。

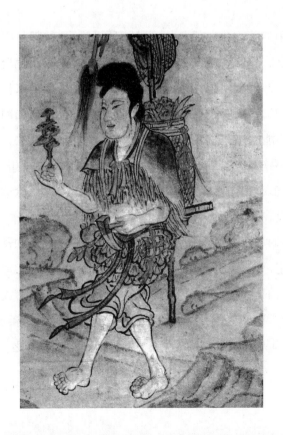

自从神农尝百草,认识到草木对于疾病的治疗作用,自然界中千千万万种草木,就逐渐进入医生的视野,成为医生治疗疾病的一种非常重要的手段。中药是通过怎样的方式来发挥治疗作用的呢?

大自然生长万物,往往不是公平的。这不公,倒未必是谁高谁低,谁优谁劣。而是万物所禀受的阴阳之气,通常都是不同的。天有冬夏春秋,气有寒热温凉。地有木火土金水,味有酸苦甘辛咸。

中医对草药的认识,主要是从"气""味"两个方面展开的。**所谓气,是指寒热温凉的属性,称为"四气"。所谓味,就是酸苦甘辛咸这五种味道,称为"五味"。**后世发展过程中,又在寒热温凉之外,补充了"平"性;在五味之外,补充了"淡"味。不过中医已经对"四气五味"的说法约定俗成,我们今天仍然用此来表示中药的基本性情。下面我们就从这两方面展开,为大家讲述百种药物的诸般性情。

一、四 气

凡世间万物,皆秉阴阳二气而生。但具体到某一种事物,往往都是阴阳的一种成分偏盛,另一种偏衰。阴偏盛者其性多凉,阴气隆盛者多寒;阳偏盛者其性多温,阳气隆盛者多热。寒凉就可以用来治疗热病;温热就可以用来治疗寒病。但事物有一利则有一弊。大寒大热的药,固然可以起重证大证,如阳热盛极,非大黄石膏类大寒药不能除;阴寒盛极,非附子肉桂类大热药不能去。但寒热之药,气重力猛,一则容易矫枉过正,二则一旦用错,后果往往不堪设想,所谓"桂枝下咽,阳盛则毙;承气入胃,阴盛以亡"。所以,中医临床实践中,除非遇到明显严重的寒热病证,一般较少选用大寒大热之药。中药学的经典之作《神农本草经》中,用上中下三品的方式,对药物进行了划分。上品多性情平和,无毒,在今天看来,多属药食两用,久服无损于人;中品则性情偏颇较为明显,常服容易造成人体内阴阳的失衡;下品则多为性质偏颇十分明显,或大寒大热,或毒性较大,只有去病之用,无有养身之功。所以说**"大毒治病,十去其六;常毒治病,十去其七;小毒治病,十去其八;无毒治病,十去其九;谷肉果菜,食养尽之。"**

下面我们逐个来看一下中药的寒热温凉这四种性质。

（一）寒性药说

药性有寒,以泻人体火热之邪。烈日炎炎,火邪可从外而侵袭;烦怒焦躁,火邪可内生于五脏;膏粱厚味,火邪可积于六腑。凡此种种,大火熊熊,能拯危救难者,非寒冷不行。或以冰冷直折其火势,或以泻下抽薪于釜底,或以清透之力还热出肌表,皆寒药之功也。

助读:随着生活水平的日益提高,我们的身体有越来越多的机会,感染到火热之邪。火邪主要的来源有三:外感邪气,饮食积热,情志化火。而热邪一旦形成,从其部位来看,可在表,可在里;可在气,可在血;可在脏,可在腑。虽然热病总需寒药治,但随其部位不同,治法也相应的有所区别。在表则清透,在里则清泻;在气则清气,在血则凉血;在脏则清脏,在腑则通腑。下面我们以三味药为例,来体会一下寒性药的特点。

1. 大黄　大黄素有"将军"之名,最善攻下,斩关夺门。凡热邪隆盛于体内,而腹中有大便不通者,必选大黄攻伐。试想腹中积热停滞,身上高热不退,神志躁扰不宁。遍身热象,皆由腹中积热所致;譬如一锅沸水,滚滚蒸腾,清凉求解,恰似扬汤止沸,唯有大黄,釜底抽薪,方可去除热病之根源。

2. 黄连　黄连至苦至寒,是苦寒直折类药的代表,最善清脏腑热。所谓直折,譬如以冰水浇灌柴草之火,可令火势骤减。一般来讲,清脏腑热的药,多具有一定的特异性,即某一种药擅长清某一种或几种脏腑热证。黄连最擅长的,一是清心火,二是清胃肠热。夏季炎热,人容易烦躁,是热扰心神之象;饮水时稍加一点黄连,心火得以清泻,即可神清气爽。感受暑邪,或饮食不洁,导致腹泻痢疾,泻下黄黏臭秽,或见脓血,后阴灼热疼痛,是湿热客于胃肠,可凭黄连之寒以清此热,为正治之法。

3. 石膏　邪从外入,侵袭肌表,而导致高热不退。此时需要观察一点,就是我们在上一章辨证中讲到的,辨别表里的重要指征——恶寒。如果恶寒存在,说明病邪的位置尚在于表,需要用发散的药物来治疗。如果恶寒消失,甚至出现不恶寒、反恶热的表现,也就是说,患者从起初的怕冷喜多盖衣被,变成怕热喜掀开衣被时,即说明病位已经在里,需要用清热药来治疗。但这种情况下的清热,还与以上的两种情况不同。用大黄通腑,腑中本无积滞,下之徒伤正气;用黄连清泻,热邪未至脏腑,清之亦损真阳。此时唯有生石膏,能清能透,而不损脏腑正气,方是正解。

（二）凉性药说

气有小寒,谓之性凉。凡热不甚,用寒则伤正者,凉药之所为也。风热之袭表,则需凉散;阴津损而燥热生,则宜凉润;凡血有热,不宜寒凉太过,常用凉血。

助读:如果热证本身不是很严重,或者患者体质偏于虚寒,用大寒的药来治疗,往往可以导致人体的正气受损,疾病难愈甚至加重,此时就需要选用性质仅次于寒的凉药来治疗。临床常见的凉药主要用于以下几个方面:辛凉解表,以解在表风热之邪;甘凉清润,以治阴血不足所致的燥热内生;凉血宁血,以治血热躁动。以下我们还是举三味药为例,来体会凉药功效。

1. 薄荷 薄荷以其清香宜人的气味,经常被加工成各种饮品,在炎炎夏日为我们带来凉爽。薄荷这种清凉之气,也被医生用来治疗由于外感风热邪气所导致的疾患,用以疏风清热。风热之邪本性轻浮,所袭肌表亦属轻扬之地。凡欲解此处此邪,非轻清之品不得。若治以大寒,总难免卫阳被遏,毛孔闭合,而邪走无门。

2. 麦冬 有小热伤及阴津,或是热病后期邪气渐去而阴液受损,最适宜除此小热,益此津亏者,非麦冬莫属。我们常说的阴,大体上可以分为两个层次:一是较浅的一层,称为阴津,主要来濡养肺胃大肠等;阴津受损,主要表现为口渴、咽干、舌燥、干咳、大便干燥等。较深的一层,称为阴精,主要藏于肝肾,称为一身阴之根本;阴精不足,主要表现为腰膝酸软无力,夜尿频多,心虚胆怯,耳聋耳鸣等。我们留意麦冬的形态质地,白白胖胖的像个蚕宝宝。其性情温和,轻浮在上,而又质稠明润,故最善疗小热阴津之不足。

3. 丹参 丹参色赤入心,善于理血。与气相比,血有形,流动有一定的路径。如果用大寒药来清除血分之热,就非常容易造成血行的凝滞。譬如河流遇寒凝结成冰,再要破冰恢复水流,就是一个比较浩大繁重的工程了。所以除非遇到血中热象非常明显,出现各种出血的表现,如流鼻血、大量吐血、尿血等,中医一般不主张用大量寒药冰覆血液。而是代之以凉而能行的一类中药,比如丹参。丹参功能凉血、活血、养血,且性情平和,不燥不滞。古人盛赞"一味丹参散,功同四物汤"(四物汤是养血第一方)。

（三）热性药说

人有大寒，因用热药。冰寒禁锢之地，非熊熊烈火无以消其阴翳。寒凝在脾，则需干姜温中以固守；寒聚于肾，必经肉桂温下以培元。其寒气大盛于一身之内外，抑或阳气将脱之危重大症，非附子孰能力挽狂澜？

助读：治热以寒，治寒以热，是中医治病的基本思路。凡人体出现阴寒内盛的征象，寒邪盘踞，坚守不去时，即需大热之药来辅助回阳驱寒。人体五脏六腑皆可有寒邪停留，但在脾肾两脏更为常见。温中焦者，干姜最佳；暖下焦者，肉桂尤良。如果遍身内外寒邪皆盛，或者阳气暴脱欲绝，就必须选用"回阳救逆第一品药"附子了。大热之药，总量并不很多。我们下面就以这三种最常用的热药为例，来体会热药之用。

1. 附子　附子为热药之最，大寒稽留，阳气虚损，必选之药。善于行走，一身上下内外，无所不能及。寒在外，关节痹痛难忍；寒在上，胸痹喘息心悸；寒在中，脘腹冷痛便溏；寒在下，腰膝冷痛小便清长，皆赖附子之大热来温阳散寒。附子如此刚猛的热性，不但表现出如此卓著的功效，也表现出了一定的伤害性，也就是毒性，严重者可以危及人的生命。所以中医处方用附子，常常在右上角标注一个（先）字，表示此药需要先煎煮 0.5~2 个小时左右，以减少其毒性。不过随着今天中药材质量的大幅下降，以及火神派的兴起，让医生对附子的忌惮化解了很多。有些医生用附子，起手就是 30、50g。病重药重本无可厚非，但对本文的读者，即中医爱好者朋友，这种虎狼之药，还是谨慎为宜。

2. 干姜　生姜晒干后即为干姜。物虽同，性却异。生姜性温，可发散解表，民间有用姜糖水来治感冒的方法；还可温胃止呕，被誉为"呕家圣药"。干姜性热，最善入中焦，温补脾胃，散其寒邪，是温补中焦阳气的主将。干姜与附子相配，可以进一步加强附子的热性，用来挽救阳气将脱的患者。

3. 肉桂　肉桂就是我们日常炖肉时常会用到的桂皮，不过入药用的肉桂，成色更好些。与干姜相比，肉桂最擅长温补的部位在肾。有一种病有意思，上面口舌生疮，咽干鼻干，下面却腰冷疼痛，小便清长。上面一团火，下面一盆冰。中医称为"上热下寒"。上面的火，原本该在下面；但是由于下面寒邪盘踞，把异己的、虚弱的阳气赶了出来，阳气无家可归，浮游于上，才出现了上面的火象。肉桂的作用，就在于入下焦温散寒邪，让阳气来复。中医形象地将肉桂这一功效称为"引火归源"。

(四) 温性药说

少火生气,温之谓也。温药于人,温和宜人。诸邪得祛,诸虚得补,能不赞之?

助读:人有生命,全赖体内一团阳气推动。故阳气常宜培补,不宜过度攻伐。体现在用药上,我们可以发现,常见的几种邪气,风湿寒热、气滞血瘀,除热邪外,中医驱散其他几类邪气的手段,多用温法。风邪得辛温而解,水湿痰饮得温则化,寒邪得温则散,气血得温则行。再看虚证,不但气虚阳虚多用温药来补,即便阴血的不足,也常以温药来治。寻思其理,补阴血之药多滋腻,若多用寒凉之性,恐不易行,难以为人所用,填补阴血。例如地黄,生用则性寒,用以清血分之热;若经酒炮制,反复蒸晒,则寒性大减,反成温性,用以补养阴血。我们还是举三味药为例,来体会温药。

1. **防风** 顾名思义,防范风邪。防风最善行于肌表,辅助卫气,警惕外界风邪侵袭;譬若岗楼之哨兵。风为百病之长,凡有外邪入侵,总以风邪为先导。风邪既防,众邪无犯,平安得保。风邪未至,防风可防范之;风邪已至,防风可疏散之。实为治疗外风不可多得的妙药。

2. **陈皮** 陈皮即干燥的橘子皮。之所以名之曰陈,是因为陈皮入药,是以辛燥为用。但新近之品过于辛燥,对人体正气损伤太甚。经久后燥性减,不致伤人。痰湿与两个脏的关系最为密切,一是肺,一是脾。脾主运化水湿,脾气推动无力,则水湿停聚为痰;痰湿随水谷精微上呈于肺,肺脏轻灵娇嫩,湿邪最易停留。所谓"脾为生痰之源,肺为贮痰之器"。陈皮性温燥善行,入肺脾,治疗湿痰,尤为所长。

3. **熟地** 地黄生用性本寒凉,经酒蒸日晒后成为熟地,寒性渐转为温。上好的熟地,肥大柔润,内外乌黑有光泽,质地沉重,最善下行填补肾精。有兴趣的朋友,不妨购买少量,轻轻揉捏,会发现熟地柔润的同时,稍有黏腻。作为填精养血的要药,厚重柔润是补益的关键所在;但滋腻的属性,也会给身体带来一些麻烦,尤其对于脾胃虚弱之人。谚曰"用地则碍脾",讲的就是这个道理。

除上述寒热温凉四气之外,中药里还有一类药物,其性中正,不寒不热,谓之平。平性药为数不少,临床也较为常用,但限于篇幅,不再展开来讲。此处仅以最常用的两味药为例,帮大家体会平性药的性情。

1. 山药 有朋友问起,如何帮助脾胃虚弱的孩子调养身体,山药就是一个很好的选择。两年前曾诊治一位六七岁的小男孩,身材矮小,头发枯黄,脾胃虚弱,食量小。当时以反复感冒求治。处方后,嘱其母,须常以山药煮粥给孩子吃。半年后再见该小孩,头发转成乌黑,精力十分充沛,感冒也很少发生了。山药能有此效,主要是因为其性平,善于平补脾肾之气阴。对于正处生长期的小儿,久服温药容易化热,久服凉药难免损阳。唯有用山药这样中正平和,不温不凉的药物长期服用来补益,才不会有寒热之弊,最合适不过。

2. 甘草 甘草在今天医生处方中,几乎是出现频率最高的一味药了。甘草的作用很多,但之所以大家都喜欢用甘草,最重要的原因还是在于其性平味甘,善于调和诸药。怎么个"调和"法呢? 如上一章所讲的寒热错杂证,治疗时自当寒热药并用。而药中有寒有热,相互之间就很容易发生纠缠掣肘,从而影响疗效的正常发挥。此时如果在方药中加入少许甘草,寒热药之间无法解决的矛盾,就可以从此化解,协力祛疾,即所谓调和。除寒热的矛盾外,甘草还可以调节表里、补泻、上下等不同类型药物之间的矛盾,从而被广泛地用于临床。此外还有一点,甘草,从名称可以看出,此药甘甜,入药后,可以祛除其他药物的一些难闻的气味,使汤药味道变得可口一些。

二、五 味

药物区分寒热温凉,以应对不同寒热属性的疾病,这是中药发挥治疗作用的一个至关重要的基础和前提。然而,单靠寒热温凉,还不足以来指导药物治疗千变万化的疾病。下面我们继续介绍中药学理论的第二部分内容:五味。

五味,即指酸、苦、甘、辛、咸这五种味道。古人根据药物的味道,对千百种药物进行了分类,用以指导临床治疗。这里有一点需要提示:随着古代医疗经验的不断积累,古人对药物五味属性的认识,很大程度上参考了药物的治疗作用。也就是说,今天我们在书本上见到药物的**五味,已经不完全是原始的五种滋味了,更是对其药物功效的一种归纳形式。**

五味各有其独特的性质和治疗价值。总体来说,**辛辣的药,擅长行走、发**

散。几个朋友聚在一起吃麻辣××，常常会见到一两位，一边疯狂地吃，一边不住地擦拭头上、身上涌出的汗水。这就是辛味发散的一个典型例子。**苦味药擅长清泻**，我们平时上火吃的牛黄解毒丸一类的药，一个比一个苦，就是明证。**甜味药擅长补益**。回忆下我们去看望大病之后身体虚弱的朋友，都会带去哪些礼物呢？不论苹果橘子，还是糕点美食，几乎都是甜味的，因为甜味善于补益。**酸味药擅长收敛**。不小心吃到一枚酸酸的橘子，你会作出怎样的反应呢？通常是深深地吸一口气。实际上这就是酸味令气机收敛的一种表现。**咸味药擅长软坚**。冰块坚硬，得盐则化；便结坚满，得咸则泻。在定位上，咸味药往往有入肾的特点。有些药原本不咸，医生为了让它入肾中疗病，还可以通过盐炒的方法来实现，比如黄柏。

当我们利用五味来治疗各种病症时，必须将一点谨记在心：**凡物有偏，有偏则有用，有偏则有弊**。五味除了可以为我们提供上述的治疗作用以外，各自又都存在着一些弊端，不可不知。辛味能发散行走，但发散行走的同时就很容易带来对气血的损耗。所以气血不足的人，如果需要用辛味药来发散，就需要酌情减量，以免对气血损耗太过而伤正。苦味药能清热，但是清热的同时也容易造成对胃气、阳气的损伤。所以平素脾胃不好，阳气不足的人，如果必须清热，就需要慎用苦寒，可以部分地用甘寒药来代替。甜味药可以补益，但是补益就很容易造成壅滞，平素体质肝郁气滞，或者湿热较盛的人，就必须注意。酸味可以收敛，但如果外感病邪气还有停留时，用酸味就很容易把邪气留在体内，中医谓之"敛邪"。咸味药可以软坚散结，但也最伤阴血，试想现在一个人口很渴，再让他喝上两口酱油，他的反应一定不会很情愿吧？

（一）辛味药

1. 辛散类（解表药）　麻黄、桂枝

麻黄、桂枝两味药作为辛散药的代表，可以说最合适不过。《伤寒论》中一个重要的解表方剂——麻黄汤，其中最重要的两味药就是麻、桂。两药配合在一起，可以发挥非常强大的解表作用。举无疾自治的一则医案来说明：

2004 年夏秋之际，无疾因感受寒邪，病了一场。恶寒高热无汗，头痛烦躁不安，脉浮数而紧，体温在 39.5℃ 左右。此证属风寒之邪束表，寒主收引，汗孔闭合。虽正邪交争于体内，热大发，但邪气排出无门。当务之急，需解表将汗孔打开,令邪有出路;同时以药力助正气,一举驱邪外出。处以麻黄汤原方。半服药后,遍身大汗出,热退身凉病愈。一服麻黄汤1.6元,半服治愈。

2. 辛行类(行气血药) 香附、川芎

香附、川芎皆味辛善行气血。香附更善理气,川芎更善活血,是妇科很常用的一对药。李时珍赞香附"乃气病之总司,女科之主帅也。"川芎的应用范围相对更加广阔一些,《本草汇言》谓川芎"上行头目,下调经水,中开郁结,血中气药。"除了活血行气的功用,川芎还有一个功效尤其受人关注,就是治疗头痛。无论何种原因引起的头痛,或虚或实,或寒或热,川芎都可以发挥很好的止痛作用,所谓"头痛不离川芎"。

(二)酸味药

酸性收敛,治疗以耗散为特点的病症,最是恰当。人体的耗散,常见于气、津液、血液、精液等。举例来看,大量出汗会耗津液,崩漏不止会损血液,梦遗频繁会漏精液,其他还有如遗尿、白带不止、长期腹泻等。这里举两位典型酸味药,来看一看其收敛的作用。

先看山茱萸。茱萸有二,一是山茱萸,一为吴茱萸;性味功用完全不同,不可记混。山茱萸味酸,善收敛固涩。其作用偏下,以治遗精、遗尿之类为其所长,又能补肝肾之阴。所以,历史上最著名的补阴方六味地黄丸中,即重用山茱萸。一方面通过补肝阴,继而辅助补肾阴;一方面治疗肾虚不能固摄出现的耗散症状。相比山萸,五味子的作用范围更加广泛,在表能敛汗止自汗盗汗;在上可敛心而平悸动,敛肺气而定咳喘;在中可敛气生津而止口渴;在下敛精固脱,涩肠止泻。

这里着重讲一下五味子敛气阴的功效。暑热邪气最典型的特征有二,一是耗气,一是伤阴。所以中暑后,人常会出现两个症状,一是乏力,一是口渴,即是气阴被暑邪耗伤的表现。气阴既伤,益气养阴即是正法。但临床实践中发现,单纯靠补益气阴还不够,还需要用五味子来收敛气阴。思其缘由,**药物本身并非气,并非阴。能补益气阴者,总不能离开人体自身的气阴做基础。**现在暑热令人体正气之气阴大耗,想要恢复正常的气阴水平,一是保护现存气阴不再继续耗散,二是保护新生之气阴不会继续耗散。五味子酸敛气阴的功效,用在这里恰到好处。方剂中有张名方生脉饮,可以与这里五味子的解说参照来读。

（三）苦味药

1. 苦寒类（清热药） 黄连、黄芩、黄柏

黄连在上文已讲，此处对比下这三味性情相近的药物。三味药同属大苦大寒之品，最善清热，亦可燥湿，但各自所善清泻的部位有所不同。黄连清心，厚肠胃，着力点以中焦为主；黄芩最善清肺火，兼清少阳胆火，以上焦为主；黄柏性驱下，善于清燥下焦之湿热。若患者一身上下，**火势凶猛，亦可三黄并用，以求直折烈火。**

2. 苦燥药（燥湿药） 苍术、白术

苍、白术以其味苦，皆有燥湿之功效。而苍术又兼辛味，善于行走，令燥湿之性更强；白术又兼甘味，善于补益，从而健脾益气之功更显。生理一讲中，我们提到脾脏的运化功能，当时主要讲了运化功能的一部分，即运化水谷；将饮食物进行消化吸收，成为精微物质而为人体所用。实际上脾主运化还有另外一层含义，即是运化水湿。水液从我们喝进去的液态水形态转变为可以被人体利用的，有濡养润泽功能的津液、血液，都离不开脾气的推动。一旦脾的运化功能不足，无法正常地推动水液，水液就可以停聚为痰湿。而脾脏能化湿，也最怕湿。体内如果有湿邪停聚，首先出现症状的，往往就是在脾脏。所谓脾脏"喜燥而恶湿"。苍、白术的苦燥，正好可以帮助脾脏解决湿困的问题；其性温和，又不会像上面苦寒药一般有损脾胃阳气，所以经常用于脾气不足湿困的各种病症上，尤其是白术。古人赞白术为"补气健脾第一要药"，可以为证。

（四）甘味药

1. 甘温类 黄芪、当归

黄芪味甘性温，是最常用的补气药之一。生用则其力向上、向外，向上则在补气的同时，升提气机，位居四大升药之首（四大升药：黄芪、柴胡、升麻、葛根）；向外则益气固表，对于气虚引起的自汗，以及反复外感等都有很好的效果。用蜂蜜加工后，其作用就会主要集中在脾胃，用于脾胃的气虚证。

血得温则行，得辛则行，得甘则补，而这甘味、辛味和温性，恰好都为当归所有。所以当归善于养血活血，自古为妇科要药。譬如一位贤良的妻子，性情温和（甘温），又颇具智慧（辛），将家事处理得井然有序，那么再过蛮横的家人（失常之血运），也当早日回归家中了。

2. 甘凉类　麦冬、沙参

麦冬在凉性药中已讲过,这里说说沙参。沙参有南北之分,本不是一类植物,但性情功用都很接近,这里就合起来讲。沙参与麦冬一样甘凉,善入肺胃,凉润热邪造成的肺胃津液损伤。这两种药的养阴作用,与前面讲到的熟地不同。地黄本性黏腻沉重,再经过酒加工后,黏腻之性更甚。对于肺胃阴津损耗的病症来说,脾气多有不足,试想哪位朋友会在一场大热病之后,胃口大开呢?此时最适当的养阴方法,就是用沙参麦冬这类质轻性凉,补而不腻的药物了。

（五）咸味药

治疗便秘有很多种方法,可以攻下,可以行气,可以润肠,可以健脾。肉苁蓉治疗便秘的方法,与这些都不同,这种思路,叫作温阳。肉苁蓉味咸,本身可以软坚,从而发挥通便的作用。更重要的是,本药还有甘味能补,温性助阳,治疗由于阳虚所致的便秘,自然就是首选药了。

桑螵蛸,记得小时候随处可以采到,据说可以治疗尿床。读过大学才知道,所谓桑螵蛸,原来就是螳螂的卵鞘。味咸入肾,善于补肾固摄尿液和精液,治疗遗尿和遗精。除此以外,很多入药的动物,如地龙(蚯蚓)、穿山甲,以及海产品如海藻、海蛤等都有咸味,也都可以起到软坚散结,抑或运行气血的作用。

由于食物、药物要被人体所用,必须首先经历脾胃的运化。食物只有经过运化才可以转化为气血,药物只有经过运化才可以发挥其功效。食物是维持人体正常生命活动必备的动力来源,药物是医生济困除病的利器。鉴于脾胃的作用如此重要,所以中医历来都非常重视“保胃气”的原则。

下面几种药,很容易对胃气造成损害,是我们在选择药物时不得不考虑的。**一,苦寒败胃**。脾胃之气是人体一身生气的来源,喜温暖,恶寒凉,尤恶苦寒,因为苦寒攻伐生气最甚,即所谓败胃。常见的苦寒败胃药有黄连、黄芩、黄柏、大黄、栀子、龙胆草等。**二,滋腻碍胃**。脾胃居于中焦,枢纽之所在,喜动而不喜静。而滋腻之药,往往厚重难行,久服很容易引起人的腹胀、食欲不振等症状。常见的滋腻药有熟地、阿胶等,所谓“用地(黄)则碍脾”。**三,辛燥伤胃**。脾脏喜燥而恶湿,但胃腑则喜润而恶燥。可以想象,胃作为容纳食物的场所,要对每天摄入的饮食物进行消化吸收,离开津液的濡润是万万不行的。而行气活血类药物,往往具有辛燥的特点,对于胃阴不足的患者,就必须小心了。此外活血药中有一个大的类型,叫作**虫类药**,如地龙、水蛭、土鳖虫之类,煎药后,味道往往不太好,对胃的损伤更大。尤其需要小心。

除四气五味之外,药物还有一个特性,是应用过程中不能不考虑的,就是药物的升降浮沉。升降言上下,浮沉讲内外。大部分中药来源于植物,枝叶、根茎以及花果。枝叶、花朵的方向,通常是向上、向外来长;根茎、果实的方向,通常是向下、向内来长。这也就决定了植物不同的部位入药,常常可以发挥不同的治疗作用。比如麻黄,草茎的部分长在地上,其气升散,可以用来发汗;相反,麻黄根的部分长在地下,其气沉降内敛,可以用来止汗。再如紫苏,茎叶的部分称为苏叶,用于解表;果实部分称为苏子,用于降气化痰。

下面,无疾将临床最常用到的中药约 100 味整理出来,供大家参考。凡在上文已做讲解的药物,这里就不再赘述。一些没有提到的药物,无疾会以按语的形式,给出一些介绍,以供参考。此外,无疾这里对药物的分类方法,并非对教科书原封不动的抄袭,而是根据今天临床的实践情况,作了一定的调整,谨代表无疾个人的观点。如发现与其他书籍不符之处,希望大家可以理解。

三、常用中药 100 味

(一) 实证用药

1. 解表药

(1)解风寒药:麻黄、桂枝、荆芥、防风。

(2)解风热药:银花、连翘、薄荷。

无疾按:银花、连翘,自古不是用来治疗外感风热,而是治疗外科痈疮疔疽,用以清热解毒的。自清代明医吴鞠通创造性地将此二药用于外感风热病后,二者越来越多地被当作辛凉解表药来用,并且取得了很好的效果。思寻其理,虽然谓之清热解毒,但银花为花,性轻扬主散;连翘虽属果实种子,但其外形开裂如花。从其外形,推其理当治表发散,用之有效,即可。

附:息风药:天麻、钩藤、全蝎、蜈蚣。

无疾按:解表药以驱外风,息风药以平内风。内外风之别,第四章已有讲解,这里再稍作温故。外风,指从外感受之风;最常见的外风,就是感受风寒或风热邪气引起的感冒。内风,指从内自生之风;最常见的内风,就是中风病。内风的形成,可以由于热、痰湿、虚,等等。二者的共性,皆可出现喜动善行等风邪的特异性表现。区别在于,**外风从外来,治当以解表散之;内风从内生,治当息风药平之。**

天麻,又称"定风草",是平息内风的要药。天麻定风草的美誉,与其植物形态很有些关系。在网上搜索天麻图片,马上就可以理解,无论外界狂风如何肆虐,天麻自岿然不动的原因。天麻作为今天比较贵重的滋补品,用于有中风迹象的中老年朋友日常保健服用,可以起到较为理想的预防中风的作用。

钩藤,常与天麻配合应用于中风眩晕头痛等病症,用于平息内风,功效较为缓和。钩藤起效的关键部位,在于其"钩",中药处方中常开作"双钩",有比较理想的降压功效。煎药时,需要后下。即在药煎好前的五分钟左右,将双钩投入,开锅煮沸数次后即成。

全蝎、蜈蚣,此二药皆为动物药,前为蝎子,后为蜈蚣,都是很好的息风止痉药。即针对风证中常见的"动"的症状,有很好的疗效。动见于四肢、头颈等皆可应用。除了风证,二者还经常用于治疗关节部位的痹症,如常见的类风湿关节炎、强直性脊柱炎等,用于通行气血止痛。中药中大量的虫类药都有行气血的作用,主要的思路来源,或是**虫类善于行走**。

2. 温里药 附子、干姜、肉桂、吴茱萸、高良姜。

无疾按:吴茱萸,常写作吴萸,温热要药。善温肝、肾、胃。常用于头顶疼痛,伴随有恶心吐清水,以及腹泻的内寒证。

高良姜能温能散,功在脾胃。常用于脾胃受寒引起的胃痛。散寒邪为主,虚证宜少用。名方良附丸,即用高良姜和香附等量制用,对受寒引起的急性胃痛疗效颇佳,现有成药。

3. 清热药

(1)清透药:生石膏。

(2)清泻药:大黄。

附:润下药:麻仁。

无疾按:下法没有独立成节,故将麻仁附于大黄后,稍做提示。麻仁作为润肠通便要药,一服汤药中如果加入麻仁,煎煮后,上面会浮起一层薄薄的油脂。

一般来说,种仁类的药物,如杏仁、桃仁等,往往都含有较多的油脂。但说到润肠通便的效果,麻仁当首屈一指。

(3)苦寒直折药:黄芩、黄连、黄柏、龙胆草。

无疾按:龙胆草与三黄同属苦寒直折之清热药,胆草最善清肝胆之火,燥下焦湿热。肝气不达,可与柴胡香附类疏散之;肝火太过,当以胆草黄芩辈清泻之。

4. 治湿药

(1)燥湿药:苍术、白术。

(2)化湿药:藿香、砂仁。

无疾按:藿香等一众"香"类药,如香薷、木香等,**多以其辛香善于行走,而有化湿行气之功效。**藿香尤其善解夏日之暑湿,令湿化于里,邪解于外,而病除。

砂仁最善行脾胃之气滞而化湿醒脾。可与熟地同用,以缓解其滋腻碍脾之弊。

(3)利湿药:茯苓、泽泻、薏苡仁。

无疾按:利湿以淡。联想生活,饭菜咸,会口渴而小便少;汤水淡,很快就有小便欲解。茯苓、泽泻,都是淡味利湿之品,其他如冬瓜皮、玉米须,亦皆有类似效果。所不同者,茯苓健脾而兼宁心,除水饮之凌心;泽泻利湿而兼益肾,清下焦之湿热。

薏苡仁即杂粮店里卖的薏米。与上两味相比,药性更弱,食性更强。与绿豆、大米一起熬成稀饭,清利湿热而不伤正气,为食疗佳品。需要提示的是,薏米性偏凉,而体内稽留大量湿邪的患者,往往脾胃偏于虚寒。于是薏米在利湿的同时,又会带来损伤阳气的弊端。遇到这种情况,可以将薏米炒用,以减轻其寒凉损阳的问题。

(4)利湿热药:车前子、滑石。

无疾按:车前子,小而圆利,最善通达。能除小便之频急热痛,并治大便之湿热腹泻。对于腹泻,尤其是兼见小便不利的症状时,车前子尤其好用。正常的水液代谢,除小部分津液流走大肠,大部分都需要从小便排出。如果出现小便量少不畅而大便溏泄,恐怕再多固涩止泻的药物都非所宜。当重用车前子通利,令湿热从小便出,则腹泻自然可止,所谓"**利小便以实大便**"。

滑石,滑而利窍,善行小便。常与车前子一起治疗下焦湿热,常见病症如尿频、尿急、尿痛等。两药运用时有一点需要注意,车前子粒小易沉锅底而被烧糊,滑石呈粉状不易煎煮,所以都需要用一个干净的布袋装好再煎,中医称为包煎。

5. 治痰药

(1)燥湿化痰药:陈皮、半夏。

无疾按:半夏辛温燥烈之性,尤胜于陈皮,故为治疗痰湿之要药。但半夏有毒,一般很少生用。炮制加工的方法有二:一是以明矾来制,可增加其燥湿化痰之力;一是以生姜来制,可加强半夏另一个常用功效——止呕。

(2)清热化痰药:浙贝母、瓜蒌。

无疾按:瓜蒌性寒,其形状像胸,善清利胸中之痰热。咳嗽痰黄稠,舌红苔黄腻,并兼见大便秘结者,必用瓜蒌。胸中阳气不通而见到胸中憋闷疼痛时,张仲景亦以瓜蒌为主药加以通利。

(3)润燥化痰药:川贝母、百合。

无疾按:常用的贝母有两种,一种产于浙江象山一带,浙贝母较大,又称大贝,最善清热化痰,为泻;川贝母较为细小,兼可滋阴润燥而化痰,略补。故外感病中期痰热壅盛时,宜用浙贝;后期气阴不足时,宜用川贝。

百合色白,形状似心肺而质润性凉,善润肺燥而化痰,兼可清心而安神,药食两用之良品。

6. 祛风湿药

(1)偏补:寄生、川断、杜仲。

无疾按:三药皆为补肝肾,强筋骨,祛风湿之常用药。肾虚腰腿疼痛之主药。其中寄生性平,而杜仲、川断性温,故后两者对于肾阴虚者,应用宜谨慎。

(2)偏行:威灵仙、羌活、独活。

无疾按:威灵仙辛温善行而力猛,通达十二经,为治疗风湿痹痛之要药。

羌活独活,皆善祛风寒湿邪,外可解在表之感冒,内可止经络之痹痛。区别者,羌活走上肢肩臂,独活行下肢腿脚。

7. 理气药

(1)理肺气药:桔梗、前胡、杏仁。

无疾按:桔梗为宣肺止咳必用之品。肺脏在一身脏腑中位置最高,通常只有花、叶等轻轻上浮的药物才可以到达,唯独桔梗例外。如同车船,善于载药上行,达肺。肺气喜降,一旦邪气壅闭,则肃降难行,必先以桔梗宣之,而后肺气可降,咳可止。

无疾按:前胡、杏仁,此二药乃降肺气止咳之得力猛将。

(2)理肝气药:柴胡、香附。

无疾按:二药虽然皆可用于疏肝,但柴胡性升散,喜上,喜外,用途非常广泛;香附则守于肝脾,行于中,尤专于妇科。

(3)理脾气药:枳壳、厚朴、陈皮。

无疾按:枳壳降胸膈气,厚朴下腹中气,陈皮行气和脾而燥湿。

8. 理血药

(1)活血药:川芎、丹参、牛膝。

无疾按:牛膝与桔梗相对。桔梗善载药上行,牛膝善引血下行。一可补肝肾强筋骨而止关节痹痛,二善引血下行而愈月经诸病。

(2)凉血药:生地、玄参。

无疾按:二药皆甘苦寒凉,清热于阴血,而兼补阴血之不足。阳气不足者慎用。

(3)止血药:炭类药。

无疾按:**凡火见水则熄,赤见黑则暗,血见炭则止。**很多中药,经过炒黑加工后,都有比较好的止血作用。常见的如大黄炭、地榆炭、荆芥炭等。

9. 消食药 内金、山楂、神曲、麦芽。

无疾按:内金,即鸡胃的内壁。试想鸡胃何其强悍,食物之后,常吞砂石以消磨,坚韧无比。故内金消食之功著。另可用于消解肾石、胆石等结石病。

山楂、神曲、麦芽,三味药常在炒焦后合在一起来用,称为"焦三仙",有消食化积,养和脾胃的作用,临床十分常用。三药中,山楂最善消肉积,麦芽善消面积,神曲则兼消各种食积。

(二)虚证用药

1. 补气药 人参、西洋参、党参、黄芪。

无疾按:人参珍贵,大补元气,大虚之时,命悬一线,非重剂人参无力回天。

日常补益,西洋参片代茶饮即可。临床开方用药,则多用党参代之,价格较低廉。

党参、黄芪都是常用补气药,二者相比,党参性情较为平和,以补脾胃中气为主;黄芪则善于升提与行表。所以,通常的脾胃虚弱多用党参,而气虚反复外感,或气虚痈疮久不愈合,这种气虚于表的问题,以及气虚久泻、脱肛等下陷问题,黄芪更适合。

2. 补血药 当归、白芍、阿胶。

无疾按:白芍,善补肝血,以柔肝体,以和肝用。

阿胶,即驴皮所熬之胶。血肉有情,性平而润,最善补血。今天市面上阿胶补品琳琅满目,不过选用时,需要确定好血虚证,用之才好。若脾胃虚弱者,当须防此药滋腻碍胃。

3. 补阴药 熟地、玄参、麦冬、沙参。

关于阴虚的层次,麦冬一节做过解说,这里再对照着温故一下。人体内属阴类的精微物质大体有三种:津液、血和精。津液包括汗液、唾液、关节滑液等;血液自不必讲;精则指男女之精、骨髓等。针对血虚,上面专门的补血药来治疗;对津液和精的不足,则需要分别来看。津液的不足,往往发生在口鼻、咽喉、大肠和皮肤等表浅部位,需要用麦冬、沙参辈润其燥;阴精的不足,层次则较深,常表现在肝肾、骨髓等处,需要用地黄、玄参辈填补。

4. 补阳药 仙灵脾、益智仁、肉豆蔻、肉苁蓉。

无疾按:仙灵脾,教科书称为淫羊藿,方药中多作仙灵脾。善温肾阳,用于男妇科诸病。益智仁,肾阳虚小便失禁常用;肉豆蔻,肾阳虚腹泻常用;肉苁蓉,肾阳虚便秘常用。

(三) 五脏用药示例

1. 肺

(1)清肺药:黄芩、公英、鱼腥草。

无疾按:三药善清肺热,寒而不甚,常用。

(2)润肺药:麦冬、沙参、紫菀、款冬花。

无疾按:麦冬、沙参,凉润佳品,善疗温燥;紫菀、冬花,止咳祛痰而质温润,久咳后气阴不足者宜用。

（3）理肺气药:桔梗、前胡、枳壳。

2. 心

（1）养心药:枣仁。

无疾按:枣仁者,补心血,安心神之第一要药。

（2）开心药:菖蒲、郁金。

无疾按:二药皆可开心窍。心窍蒙蔽,神失所宜。窍被痰蒙者,菖蒲开之;气血瘀滞并热闭者,宜用郁金开之。

（3）清心药:知母、栀子。

无疾按:心受火则神不安,神不安则烦。**知母除虚火之烦,栀子祛实火之烦**。二者为清心除烦要药。

3. 脾

（1）健脾药:白术、茯苓、山药。

（2）醒脾药:木香、砂仁。

无疾按:所谓醒脾者,脾为湿所困,食欲全无。二药皆芳香,脾得香气而苏醒,食欲复也。

（3）温脾药:干姜、良姜。

无疾按:干姜善温而补,良姜善温而散。故一补阳虚,一散寒邪。

4. 肝

（1）疏肝药:柴胡、香附。

（2）柔肝药:白芍。

（3）平肝药:天麻、钩藤。

5. 肾

（1）滋阴药:熟地、枸杞。

无疾按:枸杞质润性平而养肝肾,最善养肝明目。血虚目不明之第一品药。

（2）温阳药:仙灵脾、肉桂。

最后,无疾结合大家提到的问题,对下面几点稍加说明。

1. 有朋友读过中药一章的讲稿后,感觉很吃力。主要的问题,集中在对如此繁多的中药的记忆上。实际上细心的朋友可以发现,本次讲稿在内容上主要分为两部分,前半部分以讲解为主,目的是体验与理解中药的典型性情特点;后半部分以介绍为主,目的是提供最常用中药的临床功效知识,为下一步的实践做好铺垫,建议当作目录来参考,而无须看成知识来记忆。记得有位英语老师在提到背单词一事时讲:**有用的单词,不用记也能记住;没用的单词,记多少遍也记不住。**意思是,通过大量的阅读,那些最常用的单词由于反复见到,所以不需要特殊记忆,就可以记住;而那些生僻的单词,即便记上五遍十遍,但由于很少有机会用到,最终也很难保存在记忆里。中药也是一样。

2. 关于中药使用的剂量。中药剂量是非常有趣,也是非常精微的一门学问。我们这里只是从俗来看,大部分常用中药的常用剂量多在 10g 左右。一些质地坚硬的石头类,药物如生石膏、滑石等,用量相对大一些,常在 20～30g;一些毒性较大的药物,如附子、细辛等,应用时须谨慎。不过还好,这样的药物,一般在中药房都是"挂了号"的,没有医生的签字,很难得到 3g 以上的药量。

3. 关于中药的煎煮和服用方法。现在医院里通用的方法是用机器煎煮,很多药店也提供这种代煎的服务。实践证明,这样煎出的药物,的确也是有效的,且省时省力,无可厚非。不过无疾仍然建议,如果条件允许的话,还是采用"手-砂锅-炉火"这种传统又落后的方式来煎,更好些。原因有三:①方便控制时间。不同治疗作用的药,煎煮的时间是不同的。总体来说,治肺的药,煮的时间宜短(15～20 分钟),治脾胃的药煎煮时间宜长(20～30 分钟),治肾的药时间最长(30 分钟左右)。机器,和操纵机器的工人,很少有精力去思考这些问题。即使有考虑,可操作性也是大问题。②先煎后下问题。中药煎煮过程中,经常会遇到一些先煎后下的问题,即把一些质重的石头、贝壳类药或毒性较大的药先行煎煮,以便于获得最好的治疗效果,最低的毒副作用;一些质轻易于挥发的药物后下,以求轻取其气。这些操作,也很难由机器完成。③传统与现代究竟如何结合,仍需要探索。最后,同样的药,用机器煎和手工煎,我们从颜色和味道上,可以很轻易地看到区别,只需尝试一次,就知道了。

4. 关于服药时间,以前在群里有朋友问到,这里再详细地说明一下。讲几个原则:①治脾胃的药饭前吃;伤脾胃的药饭后吃。②治阳的药,白天吃;治阴的药,下午晚上吃。③治上焦心肺之药饭后吃,治下焦肝肾之药饭前吃。④安神药睡前吃。

思考

1. 黄连不是冰棍,附子也不是炭火,凭什么说黄连寒、附子热呢?

2. 辛味,到底是怎样一种味道? 生姜和薄荷,味道明显不一样,怎么说都是辛味呢?

3. 古人究竟是怎样发现成百上千种药物的? 如果穿越到远古时代,你能想到哪些方法,去认识花花草草的药用价值呢?

中药配伍之谜——君臣佐使

　　君臣佐使,是对中药相互关系的一种形象表达。其中,君,即君主,即主帅,譬若刘备,是一方之主,对所治疾病起到最为关键的治疗作用。臣,即重臣,即大将,譬如张飞、关羽,辅佐君主,助其一臂之力。佐,即微臣,即偏将牙将,譬如关平、刘封,以弥补君臣力之不足。使,即信使,即士卒,以通风报信,为全军引路。

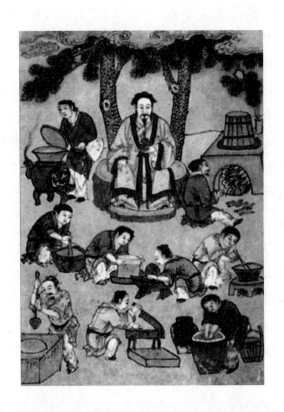

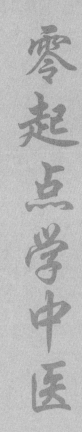

零起点学中医

徐灵胎有云:用药如用兵。中药有勇猛如张飞,有忠义如关羽,有宽厚如刘备。万马军中,面对成百上千,性情各异的将士,该如何调遣,排兵布阵,才能统率好这支部队,与正气一道,同仇敌忾,共抗诸邪呢? 下面我们就从方剂学中,来体验中医遣兵用将的智慧吧。

从上一章中药性情中我们已经了解到,针对不同性质的邪气,有不同的药物来祛除;针对不同性质的正气虚损,也会有不同的药物来补益;疾病发生在不同的部位,用药也会有所区别。有朋友问,我把每一味中药学精学透,用得恰到好处,是不是就可以治病了呢? 这句话只说对了一半。对单味中药性情的把握,是遣方用药的基础;在此基础上的中药配伍,更体现了中医思想的光芒。下面我们还是从一则医案出发,让大家体会一下中药配伍的意义吧。

女,32 岁。以口角糜烂就诊。近两月来,口角糜烂反复发作,时左时右。鼻干痛。经服三黄片一类清火药后即可缓解,但不久仍会复发。诊其舌淡苔薄黄,脉数。至此似乎一派热象,用黄芩、黄连辈清热药本当痊愈,但为何火总是清而不去呢? 继续询问,原来患者自产后腰痛已逾五年,得温痛减。夜尿 2~4 次,小便清长。再看舌脉象,舌苔虽黄但舌色不红反淡,脉虽数但两尺沉无力。

看到这里我们知道,患者出现的,并不是一个简单的"上火",而是所谓的"上热下寒"。上热为标,下寒为本。面对这样一位患者,无法找到任何一味中药,可以与病情相符。于是我们想到了——方剂。

如果将清火的黄连与温下的肉桂放在一起,令标热清,本寒化,标本兼治,寒热并举,就形成了一个经典的方剂,交泰丸。交泰之义,根于《周易》,天下地上的"泰"卦。不过天地太大,我们这里借用涵义接近的水火卦象来帮助理解。火性炎上,水性驱下。但在《周易》里,这种火上水下的卦被称为"未济"卦,是很差的卦象。原因在于,这种状态下,火独自上炎,水独自润下,水火相背,越距越远。而反过来,让火在下,水在上,则火上行而暖水,水下行而制火,水火得以既济,称为"既济"卦,是很好的卦象。所以,交泰之义,即交恰水火,否极泰来。

在对中药进行配伍的过程中,有一些基本思路,我们首先需要了解一下。第一种,**两种功效主治相近的药物配合在一起,使其效力益彰**。如麻黄与桂枝相配,则发汗解表之力大增;石膏与知母相配,则清热除烦之力愈强。第二种思路,是**以一种药物的偏性,来减轻另外一种药物的毒副作用**。如半夏有毒,一般不会直接入药来用,但经过生姜炮制后,半夏的毒性就会大减。熟地滋腻碍胃,配合以辛香醒脾之砂仁后,其对脾胃的副作用即可得到一定的改善。基于此,后世在中药配伍过程中,发展出了大量的"对药"。由于简单实用,灵活便捷,深受临床医师的喜爱。最典型的如近代名医施今墨,后人有专著来介绍施老的对药经验。

认识了中药配伍的意义,了解了中药配伍最基本的两种形式,下面我们开始介绍本章的重要内容:君臣佐使。

所谓君臣佐使,是中医将多味中药配合应用时,对中药相互关系的一种形象表达。其中,君,即君主,即主帅,譬若刘备,是一方之主,对所治疾病起到最为关键的治疗作用。臣,即重臣,即大将,譬如张飞、关羽,辅佐君主,助其一臂之力。佐,即微臣,即偏将牙将,譬如关平、刘封,以弥补君臣力之不足。使,即信使,即士卒,以通风报信,为全军引路。

由于上述身份地位的差异,在用药时,药物的选择,药量的轻重,也就相应的有所区别。一般来说,君药通常会选择气厚力猛之品,所用分量也常常是全方中最重的;臣药次之;佐使药通常放在一起来说,分量最轻。下面我们还是通过一则无疾自治的实例,来帮助大家体会下君臣佐使的意义。

2008年4月,无疾到广西北海旅游。无疾此前从未近过海水,当日兴奋之余,在海水中泡了半天。至晚上8点左右,有些恶寒感觉,没有在意。至9点,热起,试体温,已达39.6℃。心烦,无汗,不恶寒,而恶热。脉数有力。此热在气,邪已入里,急需清里透表。处麻杏石甘汤原方:

生石膏20g,麻黄10g,杏仁6g,生草6g。一剂。

幸好当地药店关门较晚,十点左右将药取回。无处煎煮,仅以开水冲泡15分钟后,服半剂。约半小时后,汗出,热退,病愈。第二天即乘机返京。

以上方中,结构比较鲜明,我们一起来分析一下。病邪已入里化热,亟当清热,故重用石膏为君,以其辛甘大凉,清而能透。邪从外来,入体不深,最宜从表而解;但汗孔闭合,邪无出路,故当发汗解表,给邪以出路。故以麻黄为臣,助君透达。邪从表入,皮毛约束,则肺气失于宣降;理肺气而选杏仁为佐。甘草性平和缓,调和表里正邪为使。

鉴于本书读者以中医爱好者、初学者为主,又考虑到整体篇幅,本篇所讲的方剂,以最为常用的中成药为主。一则方便实用,可以直接服用,免去煎熬之繁琐;二则既然作为成药,该方得以流传久远,说明此方在临床必有或广、或专的效验之功。能够充分、合理地用好现有的中成药资源,生活中很多问题,实际上已经可以得到解决了。不过为了让大家对中医方剂,中医用药配伍思想有一个基本的认识,无疾特意挑选了几张临床比较常用的典型方剂,加以讲解,以明方理。

一、实 证 用 方

(一)治风剂

1. 疏散风寒剂

【代表方】人参败毒散(《太平惠民和剂局方》)。

【组成】人参、柴胡、前胡、枳壳、桔梗、羌活、独活、茯苓、川芎、甘草。

【主治】风寒感冒(原方主治:伤寒时气,头痛项强,壮热恶寒,身体烦疼,及寒壅咳嗽,鼻塞声重,呕哕寒热,并皆治之)。

【方解】本方针对外感风寒之邪所设。方中羌活、独活并用,祛风散寒除湿解表,辅助正气祛邪外出,为君。柴胡、前胡,一升一降,一表一里,宣肃气机;柴胡助羌活、独活以解表,前胡助桔梗、枳壳而理肺。风寒邪气侵犯皮肤肌表,皮毛内合于肺,皮毛受邪则肺气不利为咳嗽。方中桔梗宣提,枳壳肃降,令肺气和平,以助解表。此四药合力助君,为臣药。肺主气,现在肺受风寒邪气所困,气机不利,气不行则血不行,气不行则津液不行。故方中又以茯苓除湿,川芎行血,以防气滞之后出现进一步的津血问题。方中另用人参(今常代之以党参),其意在辅助正气,托邪外出,兼可固护人体,防邪深入。正气不足时,参之用尤其重要。此三药或防患于未然,或祛邪于轻微,为佐药。生甘草调和表里上下,为使药。

本方制法完备,考虑周详,备受历代医家推崇。并在此方基础上进行加减,形成了一批败毒散类方。如正气充实可去人参为败毒散;表邪较重可增加荆芥、防风解表为荆防败毒散。本方除可治疗风寒外感外,对于咳嗽、脾胃虚弱也有很好的疗效。被后世称作"咳门第一神方"。

关于剂量,原方诸药各等份。现成人常用上药各 10g,三岁以上小儿上药各 6g。

同类常用中成药:

(1)感冒清热颗粒

【组成】荆芥穗 200g,防风 100g,白芷 60g,紫苏叶 60g,柴胡 100g,薄荷 60g,芦根 160g,葛根 100g,桔梗 60g,苦杏仁 80g,苦地丁 200g。

【方解】此药是北京地区治疗感冒最常用的中成药之一。方中用药较繁,既有辛温解表之荆芥、防风、苏叶、白芷,又有辛凉解表之柴胡、薄荷、芦根、葛根。两类药分量相当,寒热之性不显,解表之力独彰。所以对于普通感冒,寒热表现不明显,或偏于风寒者,皆可服用。

(2)午时茶

【组成】紫苏叶 75g,防风 50g,白芷 50g,羌活 50g,广藿香 50g,连翘 50g,柴胡 50g,桔梗 75g,前胡 50g,枳实 50g,苍术 50g,厚朴 75g,陈皮 50g,甘草 50g,山楂 50g,六神曲(炒)50g,麦芽(炒)75g,川芎 50g,红茶 1600g。

【方解】本方是我国南方地区常用的一种感冒中成药。针对南方多湿热的环境特点,本方解表药多选性情温和,兼有和里作用的药物(苏叶、藿香)为主。同时增加苍术、厚朴、陈皮、甘草(即平胃散,为燥湿和胃的经典方剂),以健脾和中;加山楂、麦芽等消食药以消食滞,从而更加适合当地的感冒病症。

2. 疏散风热剂

【代表方】银翘散(《温病条辨》)。

【组成】银花一两(30g),连翘一两(30g),桔梗六钱(18g),薄荷六钱(18g),竹叶四钱(12g),生甘草五钱(15g),荆芥四钱(12g),豆豉五钱(15g),牛蒡子六钱(18g),鲜苇根。

【主治】风热感冒(原方主治:但热不恶寒而渴)。

【方解】银翘散是治疗风热感冒的代表方剂。与针对外感风寒所用的解表法有所不同,治疗风热感冒时,要旨不在于散,而在于清。寻思其理,风寒之邪往往从肌表侵入,皮毛被寒邪所束缚是其发病症结。而风热之邪常从口鼻侵入,咽喉肺系首当其冲。所以外感风寒最常见恶寒,外感风热最常见咽痛。风寒在表则宜温散,风热在肺系则宜清透。不过卫表肺系原本一体,发散解表须配以理气,清肺之品亦常宜透达解表。

方中银花、连翘原本用以清热解毒,是治疗外科痈肿的常用药。吴鞠通据其轻清上浮之性,用于清透肺卫风热之邪,重用为君。苇根、薄荷、牛蒡、豆豉、荆芥,五药助君透邪,牛蒡并可利咽喉,共为臣药。竹叶利水,令体内既成之热邪从小便得排,给邪以出路,为佐。桔梗载诸药上行于肺,甘草调和,为使。

同类常用中成药:

(1)银翘解毒丸(片、胶囊、颗粒成分同)

组成及方解同银翘散。

(2)双黄连口服液

【组成】金银花375g,黄芩375g,连翘750g。

【方解】本方宗银翘散,重用银花、连翘清热解表的同时,增加了善清上焦肺热的黄芩,使全方清热解毒之力大增。对于外感风热后,实热表现明显的病症,如咽喉红肿热痛,咳嗽痰黄,发热等,疗效较好。

3. 祛风寒湿止痛剂

常用中成药:木瓜丸。

【组成】木瓜80g,威灵仙80g,海风藤80g,鸡血藤40g,白芷80g,制川乌40g,制草乌40g,当归80g,川芎80g,人参40g,牛膝160g,狗脊(制)40g。

【方解】本方重用牛膝,补肝肾强筋骨,以狗脊助之。以归芎养血活血,人参益气以扶正。肝肾强健、气血充盈之后,以木瓜柔筋祛湿而止痛,白芷祛风止痛,乌头驱寒止痛,灵仙二藤祛风寒湿止痹痛。如此正复邪散,痹痛可止。

4. 平息内风剂

【代表方】镇肝熄风汤(《医学衷中参西录》)。

【组成】怀牛膝一两(30g),生赭石一两(30g),生龙骨五钱(15g),生牡蛎五钱(15g),生龟板五钱(15g),生杭芍五钱(15g),玄参五钱(15g),天冬五钱(15g),川楝子二钱(6g),生麦芽二钱(6g),茵陈二钱(6g),甘草钱半(4.5g)。

【主治】肝风内动(原方主治:内中风证,其脉弦长有力,或上盛下虚,头目时常眩晕,或脑中时常作疼发热,或目胀耳鸣,或心中烦热,或时常噫气,或肢体渐觉不利,或口眼渐形歪斜,或面色如醉,甚或眩晕,至于颠仆,昏不知人,移时始醒,或醒后不能撤消,精神短少,或肢体痿废,或成偏枯)。

【方解】本方是中医临床治疗中风病初起的常用方剂。在引言"体验，中医入门之道"一文中，我们讲过中医对风的认识，这里简要地回顾一下。自然界中水少则风生，北方水少，北方风多；冬春水少，冬春风多。人体内也是一样。当下焦肝肾阴精不足时，风即从内而生。表现出来的就是头晕、头痛等内风症状。随着内风势力不断加大，在某些特定情况下，如大怒（肝阳化火，风助火势，火借风威）、劳累（正气不足，无以御风）、凌晨（对应一年之春，风气当令，天气升发，外内相合），即可发作为中风病。风本无形，但大风可以飞沙走石；内风同样无形，但内风一动，从下而上，可以带动血、痰等有形邪气，上攻头脑，神窍闭阻，人即出现突然昏倒，不省人事等大风症状。风止后，血痰等有形邪气无法顺利下行，痰瘀交阻，人即出现中风后半身不遂，口眼歪斜等表现。

可见，如果平时多注重养生，**多培养少耗散肝肾的精血，就可以最大程度上避免中风的发生**。对于素体肝肾阴虚的人，平时注意调摄心情，避免大的情绪波动；避免过度疲劳；避免过度熬夜伤阴；避免饮食过于肥厚生痰，那么大多数情况下，中风病也是同样可以避免的。对于医生来说，治疗中风病的关键时期，是内风初起的阶段。因为此时肝风初动，血虽上行但并未成瘀，尚可用药引其下行。如果等到昏倒不省人事再行救助，难度就非常大了。

镇肝熄风汤是针对中风初起而设立的一张经典处方。方中重用牛膝、赭石为君。牛膝最善引血下行，重用牛膝，可以将随风上逆的血引而下行，令血不致瘀阻于上。赭石色赤而入血，石体质重而下行，善于平定上逆之夹血肝风。二药相伍，一刚一柔，主治血逆之标实。龙骨、牡蛎、龟板三药，最善滋阴潜阳。龙、龟、牡蛎皆水中之物，而入药皆用其骨，故善将浮越之阳潜降于水中。白芍养血柔肝而缓肝风之急，玄参、天冬善养阴而清热，六药共用为臣。方中川楝、麦芽、茵陈三药，是神来之笔。张锡纯最初的处方中并未用到此三药。用于临床后发现，虽然大部分患者可以轻松搞定，但仍有部分患者，服用此方后，病症不轻反重。张氏从而领悟到，肝为将军之官，性情原本暴躁，喜温良之言，而恶激烈之辞。方中主以重镇，意在压制肝风，是**逆肝之性，肝脏受制，可形成"反动之力"**，从而令病情加重。加此三味以疏肝，如春风细雨，则上弊可除，故用为佐药。生草调和为使。

同类常用中成药:脑立清丸

【组成】赭石350g,磁石200g,珍珠母100g,牛膝200g,猪胆汁350g,清半夏200g,酒曲200g,酒曲(炒)200g,薄荷脑50g,冰片50g。

【方解】方取镇肝息风之义,重用赭石、牛膝,同时增加磁石、珍珠母,皆重镇平肝之类。镇肝同时,又以至苦至寒之胆汁清降肝胆之热。所不同者,本方无大量滋阴潜阳之药,而增化痰消食开窍之品。所以本方更善于治疗肝风夹痰,上攻头目引起头晕目眩、头痛头风等病症。

(二)祛寒剂

【代表方】理中汤(《伤寒论》)。

【组成】人参、干姜、炙甘草、白术(各三两)。

【主治】脾胃虚寒(原方主治:霍乱,头痛发热,身疼痛,寒多不用水;大病瘥后,喜唾,久不了了,胸上有寒)。

【方解】中阳不足,寒自内生。人参(今多以党参代之)温中益气为君,干姜温中散寒为臣,白术健脾益气为佐,甘草补益调和为使。今有成药附子理中丸,即在此方基础上增加附子,其温热之性更显。

同类常用中成药:

(1)附子理中丸(解说略)

(2)良附丸

【组成】高良姜、香附、各等份。

【方解】良姜温胃散寒,香附疏肝理气,二药合力,则寒散气行而痛止。用于治疗寒邪犯胃引起的急性胃痛。**理中治虚寒,良附散实寒。**

(三)清热剂

【代表方】龙胆泻肝汤。

【组成】龙胆草(酒炒)、黄芩(炒)、栀子(酒炒)、泽泻、木通、车前子、当归(酒洗)、生地黄、生甘草、柴胡。

剂量:原方未标明剂量。今可用诸药各10g。另,今之中成药龙胆泻肝丸中,用龙胆、柴胡、生地、泽泻两分,余药一分。可参。

【主治】肝胆实火湿热(原方主治:治肝胆经实火湿热,胁痛耳聋,胆溢口苦,筋痿阴汗,阴肿阴痛,白浊溲血)。

【方解】方中龙胆草苦寒清热燥湿，尤善入于肝胆，为君药。黄芩、栀子助君清热燥湿；泽泻、木通、车前子，清热利湿，令湿热邪气从小便解，给邪以出路，共为臣药。苦寒之品，易于化燥伤阴；清利之品，亦多损阴之弊。故方中配合以生地、当归，滋阴养血，防治诸药伤阴太过。另如前所述，肝为将军，不喜抑郁，直以苦寒清肝，恐有损生发之气，故又以柴胡疏导。三药共用为佐。甘草护中，谨防伤胃太过，为使。

针对龙胆泻肝丸的安全性问题，乃至中药安全性的问题，无疾有如下想法，希望与各位朋友分享，也希望得到您的批评指正。

中药治病，旨在以偏治偏。前者之偏，是中药性味之偏；后者之偏，是人体阴阳之偏。如以寒凉清热，所清之热，并非细菌、病毒，而是改善了体内阳热亢盛的环境。这些细菌、病毒，必须在阳热的环境中才能保持旺盛的生命力。用药后体内环境改变了，细菌的致病能力下降，人体正气即可将其排出体外，从而治愈疾病。同时，前面讲过，壮火食气；体内亢盛的阳热本身就会对正气造成损耗。清热，正气才能得到保全，才有能力祛邪外出。战胜非典，最终依靠的仍是天与人的正气，而不是药物对抗的结果。温度、湿度改变了，不再适合邪气的生存；人体正气有足够的能力治愈已经衰弱的邪气。

如果对这一思路没有清醒的认识，认为中药的清热药即相当于西药的抗生素；把苦寒药当作治病祛邪的法宝，而不是辅助机体实现阴阳自和的工具，问题就出现了。问题的根源，在于中西医对于治疗过程有着各自不同的认识。中医更强调人体自身的修复能力，所谓"**大毒治病，十去其六**"，剩下的问题，需要让人体自己去解决。西医更崇尚用药物彻底根治，所以发热用抗生素退热后，往往需要继续用药一周，以免留下后患。且不对二者是非作任何评价，只讲以西医的思路来应用中药，会带来的问题。

对龙胆泻肝丸的责难，根源于其中的一味药——木通。20世纪90年代初，比利时有人利用此药的利尿作用来减肥，减到肾衰。此后国内相继有报道称，长期服用龙胆泻肝丸后出现肾衰，原因仍然是其中含有木通。将木通作为元凶似乎罪有应得，其实不然。木通苦寒，善于清热利湿，引热邪出于小便。肥人见热者少，见虚寒者多；再以苦寒清热，岂不是雪上加霜？最终肾阳衰败成尿毒症，是犯了虚虚之戒，寒寒之戒。中药不是止痛药，退热药，见痛即可止，有热就能退。今天久治不愈的热证,实际上大部分是由于正气不足引起的。治疗不以正气为主,一味地强调用药物彻底根治,是典型的用西医思路指导中医用药。可见,**病不在木通,而在错用木通**。此后一段时间对木通的一派谴责言论,甚至对中草药的质难,实有冤比窦娥之感。

此后经分析,木通一药种类繁多,可以导致肾衰的品种,主要是马兜铃科的关木通。现在的龙胆泻肝丸中,已经用无毒的木通科木通替代了关木通,实验检测已经比较安全了。不过无疾还是要提醒各位朋友,检测的无毒,未必就是绝对的安全。用中药,要遵守中医药的游戏规则,中病即止。胡乱用药,不识章法,人参也可以是砒霜。

同类常用中成药:牛黄解毒丸

【组成】人工牛黄5g,雄黄50g,石膏200g,大黄200g,黄芩150g,桔梗100g,冰片25g,甘草50g。

【方解】本方以苦寒直折药为主,佐以升提开窍,善清一身上下之火。

(四) 祛痰湿剂

【代表方】二陈汤(《太平惠民和剂局方》)。

【组成】半夏、橘红(各五两),白茯苓(三两),炙甘草(一两半)。

【主治】痰湿证(原方主治:治痰饮为患,或呕吐恶心,或头眩心悸,或中脘不快,或发为寒热,或因食生不和)。

【方解】半夏燥痰为君。橘红,为陈皮去白而得,燥湿化痰而行气,为臣。茯苓利湿健脾为佐。甘草和中为使。

清·汪昂《医方集解》中对本方的解说十分精辟,引录于下:"半夏辛温,体滑性燥,行水利痰,为君。痰因气滞,气顺则痰降,故以橘红利气;痰由湿生,湿去则痰消,故以茯苓渗湿;为臣。中不和则痰涎聚,又以甘草和中补土,为佐使。"今已有中成药二陈丸。

同类常用中成药:

(1)二陈丸

(2)二妙丸

【组成】苍术(炒)500g,黄柏(炒)500g。

【方解】苍术燥湿健脾而解表,黄柏清热燥湿而行下,并用为清湿热最重要的中成药。

（五）祛暑剂

【代表方】藿香正气散（《太平惠民和剂局方》）。

【组成】大腹皮、白芷、紫苏、茯苓（去皮）各一两，半夏曲、白术、陈皮（去白）、厚朴（去粗皮，姜汁炙）、桔梗各二两，藿香（去土）三两，甘草（炙）二两半。

【主治】暑湿外感内伤证（原方主治：治伤寒头疼，憎寒壮热，上喘咳嗽，五劳七伤，八般风痰，五般膈气，心腹冷痛，反胃呕恶，气泻霍乱，脏腑虚鸣，山岚瘴疟，遍身虚肿；妇人产前、产后，血气刺痛；小儿疳伤，并宜治之）。

【方解】藿香正气为治暑经典方，不过也经常被误解，很多人以为暑天生病用藿香正气就可以。先看一下组成各药：藿香辛温，解表和中；苏叶、白芷，助之解表；陈皮、半夏，助之燥湿；大腹皮、厚朴、桔梗，助之行气。又有白术、茯苓健脾，甘草调和。全方温燥，精于燥湿行气，兼能解表。从其偏性可以推之，此方最擅长治疗的是寒湿证。不过，前面讲过，暑邪主要是湿与热的合邪，而不是寒湿。那么，藿香正气在暑天该怎样用呢？

暑期天气湿热，人很容易感到心烦气躁，自然会愿意接近寒凉，比如冷饮，比如空调。冷饮过则生寒湿，空调冷则易外感。如此外有暑湿弥漫，内有寒湿稽留，又兼表寒入侵，就出现了暑天很常见的内外寒湿表现。这是临床使用藿香正气最经典的状况。此外，有些朋友挚爱啤酒，尤其是冰镇啤酒，无论冬夏。这种情况，藿香正气更是要常备才好。啤酒数瓶之后，湿邪是少不了的；即使常温，也已经是冷冰冰，更不用说冰镇过了。也就是说，**藿香正气以治疗内外寒湿为主，在大量生冷饮食之后尤其适合**；但如果本身不是寒，而是热，再用藿香正气就不再适合，更像是火上浇油了。

同类常用中成药：

（1）藿香正气软胶囊

（2）藿香正气水

【方解】两种剂型，软胶囊和水，各有优缺点。软胶囊的优势在于，没有特殊气味，比较容易接受。水剂的优势在于起效迅捷；但因为用酒精做溶剂，加上药物本身辛窜的气味，有些朋友不太容易接受。所以无疾临床用这两种成药，通常急则用水剂，缓则用胶囊。

对于以湿热暑邪为主引起的外感,可以关注温病学派的两张名方:三仁汤和藿朴夏苓汤。因外感发热往往来势汹汹,初学者一般难以应对,所以这里不对两方做详细解说。仅举无疾治疗的一案为例,以示暑邪的治疗思路,以及误治可能带来的严重问题。

张某,男,13岁。2013年7月诊。

两天前(2013年7月9日)感寒后,下午出现发热,恶寒,头昏,恶心,咽痛。当时体温39.1℃。感暑湿,嘱服藿香正气胶囊三粒,生姜泡水送服。未遵医嘱用生姜,热未退。自行前往西医院检查,诊为急性扁桃体化脓。予注射抗生素。晚间体温升至39.5℃,昏睡,头脑不清。嘱服藿香正气胶囊四粒,生姜泡水送服。又未用生姜。夜间12点体温始终在39.5℃,自行予恬倩退热。汗出热退。近4点时,体温再次升至39.5℃。又自行予恬倩,汗又出,热又退。晨7时许电话告知夜间详情。云此时仍有遍身微汗,热不足39℃,不恶寒,咽痛,神尚可,大便未解。按理宜解表祛暑清热,处方如下:香薷10g,藿香10g,荆芥10g,苏叶10g,银花10g,连翘10g,桔梗10g,薄荷10g,生草10g。加生姜3片。1服观效。

下午3时许,体温不仅未退,反升至近42℃,无汗,恶寒。诉曾大便一次,溏稀。代望舌,舌苔白厚。停上方,予藿朴夏苓汤原方原量:藿香6g,厚朴3g,姜半夏5g,茯苓9g,杏仁9g,苡仁12g,白蔻仁3g,淡豆豉9g,猪苓9g,泽泻5g,通草3g。2服。煎20分钟,出两杯,分两次服。4点左右服药后,汗出热退神清,9点左右再服药后,身凉安睡。

又一小儿,一岁半。昨日(2013年7月10日)下午5时许,微有发热,与感冒冲剂。至9时许,体温升至39.2℃,无汗。同与上藿朴夏苓汤,1/3剂,约1小时后,汗出,热退身凉安睡。

无疾按:暑湿外感,与风寒热性质迥异。以风药解表,非其正途,因无寒可散;以清热解毒散表,亦不能通,因热与湿合为胶。尤其北京地区,近三天来,连日阴雨,热并不盛,湿气甚重。祛湿中,尤须通利法。湿邪祛,气得周转,热邪自除。

(六)理气剂

【代表方】逍遥散(《太平惠民和剂局方》)。

【组成】甘草半两,当归、茯苓、白芍、白术、柴胡各一两。

【主治】肝郁证(原方主治:治血虚劳倦,五心烦热,肢体疼痛,头目昏重,心松颊赤,口燥咽干,发热盗汗,减食嗜卧,及血热相搏,月水不调,脐腹胀痛,寒热如疟。又疗室女血弱阴虚,荣卫不和,痰嗽潮热,肌体羸瘦,渐成骨蒸)。

【方解】本方是治疗木气疏泄不及的主方。其中柴胡为疏肝理气之主药为君。木疏泄不及,是用不及;用不及者,体必不及。所以疏肝理气的同时,必须配合养血和血之当归、白芍,才可以从根本上解决肝郁之标,为臣。"见肝之病,知肝传脾,当先实脾。"以白术、茯苓健脾守中,防肝气来犯,为佐。甘草调和为使。

同类常用中成药:加味逍遥丸

【组成】甘草半两,当归、茯苓、白芍、白术、柴胡各一两,丹皮、栀子各一两半。

【方解】临床上肝气郁滞的状态,很容易继而出现心肝火旺的表现,所谓"气有余便是火"。一旦火热形成,单纯的疏解气机就显得力不从心。此成药在逍遥散基础上,加入丹皮清肝火,栀子清心火,适用范围更广。在今天这个全民焦虑的时代,肝郁化火的现象在生活中屡见不鲜,孩子忙考试,成人忙工作,老人忙儿孙,加味逍遥丸于是就成为全民用来疏解压力的保健品。需要提示的是,加味逍遥丸加入的两味药,丹皮和栀子,性质都属寒凉。对于脾胃虚寒的朋友,服用须谨慎。

(七)理血剂

【代表方】血府逐瘀汤(《医林改错》)。

【组成】当归(三钱),生地(三钱),桃仁(四钱),红花(三钱),枳壳(二钱),赤芍(二钱),柴胡(一钱),甘草(一钱),桔梗(一钱半),川芎(一钱半),牛膝(三钱)。

【主治】瘀血证(原方主治:治胸中血府血瘀诸证)。

【方解】本方为清代名医王清任所创制的活血化瘀经典方剂。方中重用桃仁、红花,专祛瘀血为君。有瘀必有虚,故又以四物汤(详见下文)为养血活血,并用为臣。瘀血阻滞,气机运行必然失常。故佐以柴胡、桔梗、枳壳,宣畅疏理气机,令气行则血行,为佐。

同类常用中成药:通心络胶囊

【组成】全蝎、土鳖虫、水蛭、蜈蚣、蝉蜕、檀香、降香、乳香、赤芍、冰片、人参、酸枣仁。

【方解】本方以大量虫类药破血逐瘀为主,辅以辛香行气血药;佐以人参、枣仁补益气血。全方以破血为主,旨在治标,不宜长期服用。今天很多心血管病患者,将此药当作阿司匹林来吃,是误用。丹参代茶饮,较此方为妥。

(八) 消食剂

1. 保和丸

【组成】山楂(焦)30g,六神曲(炒)100g,麦芽(炒)50g,莱菔子(炒)50g,半夏(制)100g,陈皮 50g,茯苓 100g,连翘 50g。

【方解】方中前三味即焦三仙,中药章中曾讲过,为临床消食常用药对。莱菔子即萝卜子,善消食下气。又以二陈除痰湿为助,连翘清郁热为佐。临床消食十分常用。

2. 大山楂丸

【组成】山楂 1000g,六神曲(麸炒)150g,麦芽(炒)150g。

【方解】即焦三仙。重用山楂,善消肉积。

3. 健胃消食片

【组成】太子参 228.6g,山药 171.4g,山楂 114.3g,麦芽(炒)171.4g,陈皮 22.9g。

【方解】方以参、药健脾益气为主,山楂、麦芽消食为辅,陈皮理气和中为佐,在消食类成药中,本药偏于补。

二、虚 证 用 方

(一) 补气剂

【代表方】四君子汤(《太平惠民和剂局方》)。

【组成】人参、白术、茯苓、炙甘草各等份。

【主治】气虚证(原方主治:荣卫气虚,脏腑怯弱,心腹胀满,全不思食,肠鸣泄泻,呕哕吐逆,大宜服之)。

【方解】人参(今多以党参代之)补中益气为君;脾气不足最易导致水湿内

停,水湿一旦形成,又最容易困犯脾土,白术燥湿而助脾运化,为臣。茯苓利湿而健脾为佐,甘草和中补益为使。四药一补一和,一燥一利,成为后世众多健脾益气方剂之基础方。

同类常用中成药:

1. 补中益气丸(详见下文治脾剂)

2. 玉屏风口服液

【组成】黄芪600g,炒白术200g,防风200g。

【方解】黄芪益气固表为君,白术健脾守中为臣,防风引药达表,搜剔风邪,为佐使。常用病症有二:一是气虚不能固表之自汗;二是正气不足反复外感。

(二) 补血剂

【代表方】四物汤(《仙授理伤续断秘方》)。

【组成】当归、川芎、白芍、熟地黄各等份。

【主治】血虚证。

【方解】熟地黄补肾填精,精血同源,精生血长,为君。白芍补益肝血,当归养血活血,共用为臣。补益之品,最易生壅滞,故用川芎为佐,以行血滞。四物以川芎生发象春,当归活血象夏,白芍收敛象秋,熟地滋补象冬,四物而行一年之功,立意深远,为补血第一方。

(三) 补阴剂

【代表方】六味地黄丸(《小儿药证直诀》)。

【组成】熟地黄八钱(24g),山萸肉、干山药各四钱(12g),泽泻、牡丹皮、茯苓去皮各三钱(9g)。

【主治】肾阴虚证(原方主治:肾怯失音,囟开不合,神不足,目中白睛多,面色白等)。

【方解】本方为补阴经典名方。方中重用熟地八分为君,以补精填髓,直补肾阴。山萸、山药各四分,一酸敛入肝补阴,一甘平入脾而气阴并补,二药通过滋补肝脾之阴,而间接起到补肾阴之用,为臣。此三药合而补阴,世称"三补"。仅凭此三味补益药,尚远不足以成就六味地黄丸之经典。补益之品,因其味甘性缓,经常在补的同时,出现生邪、留邪的弊端。如熟地善补肾阴,但滋阴同时,即容易生湿化火,故佐以泽泻,泻肾中邪热水湿。山萸善补肝阴,但木能生火,木气太旺,容易郁而化火,故佐以丹皮,泻肝中邪火。山药善补脾之气阴,但其性涩守,不善行走,容易形成气壅湿停,故佐以茯苓,利湿健脾。如此三补三泻配伍,使得六味地黄丸总体补阴而不生湿,益肝肾而不助火,其性平和,成为补阴方剂之典范。后世在此基础上,增加药味,形成了大量的地黄类方。如增加枸杞、菊花,即可养阴明目;加知母、黄柏,即可滋阴清热;加肉桂、附子,即可温化肾气(实际上,六味地黄丸是由肾气丸减两药而成,这里为了理解方便,姑且如此讲)。

但补阴之药终归滋腻。脾胃虚弱者,长期服用地黄丸,会加重脾胃负担,出现食欲不振,腹胀等症状。可少配合香砂养胃丸,每次 1/3 ~ 1/2 袋,以助脾运。

同类常用中成药:

1. 杞菊地黄丸

【组成】即由六味地黄丸加枸杞、菊花各两分而成。

【方解】本方滋阴之外,尤善明目。

2. 明目地黄丸

【组成】熟地黄、山茱萸、牡丹皮、山药、茯苓、泽泻、枸杞子、菊花、当归、白芍、蒺藜、煅石决明。

【方解】本方以杞菊地黄为基础,增加归、芍和血,蒺藜、决明平肝明目,而明目之功更显。

3. 知柏地黄丸

【组成】即由六味地黄丸加知母、黄柏各两分而成。

【方解】本方滋阴之外,尤善清解下焦之热,用于阴虚所致五心烦热(心烦、手足心热),盗汗梦遗等。

4. 桂附地黄丸

【组成】即由六味地黄丸加肉桂、附子各一分而成。

【方解】本方以六味养阴为基础,佐以二药助火,令少火生气,而令肾气得充。此方即张仲景《金匮要略》之肾气丸。

5. 金匮肾气丸

【组成】由桂附地黄丸加牛膝、车前子而成。

【方解】本方在肾气丸基础之上,增加引药下行,利湿清热之品,以防补益太过而化热生湿。此方本名济生肾气丸,无奈近日药厂错以金匮肾气名之,而将真正的金匮肾气丸易名作桂附地黄丸,不知其故,学者当明此,以免误用。

(四) 补阳剂

【代表方】艾附暖宫丸(《仁斋直指方》)。

【组成】艾叶120g,香附240g,吴茱萸80g,肉桂20g,地黄40g,当归120g,川芎80g,白芍80g,黄芪80g,续断60g。

【主治】温散胞宫寒瘀。

【方解】男属阳,女属阴。女性疾病,通常与寒、瘀二邪有关。无论月经不调,白带异常,乳腺增生,妇科炎症,病症纷繁,却常与寒瘀体质有关。体质不加以改善,各种病症的治疗总会缠绵难愈,无法根治。本方即改善女性寒瘀体质之经典良方。方中重用香附行气活血散寒,艾叶温经活血,并用为君。以吴萸、肉桂温暖胞宫,以四物并用养血和血,共为臣。再以黄芪益气,续断补肾为佐。本方已有成药。

同类常用中成药:附子理中丸。

三、五脏用方示例

(一) 治肺剂

【代表方】止嗽散(《医学心悟》)。

【组成】桔梗、荆芥、紫菀、百部、白前(各二斤),甘草(十二两),陈皮(水洗去白,一斤),共为末。每服三钱。

无疾按:今可按桔梗等10g,陈皮5g,生草3g,作汤药服。

【主治】咳嗽(原方主治:治诸般咳嗽)。

【方解】肺为娇脏,喜润恶燥,喜温恶寒。又恐外邪侵袭,痰湿停聚。故方中以紫菀、百部,温润肺脏,化痰止咳为君。以桔梗、白前,一升一降,调畅气机而止咳逆为臣。荆芥散邪于外,陈皮化痰于中,为佐。甘草调和,兼可化痰止咳为使。

无疾按：本方与人参败毒散相比，一谓咳门第一神方，一名止嗽散。咳嗽二者本有别，有声无痰为咳，有痰无声为嗽。故败毒散中多理气，止嗽散中重化痰。两方用药平和，都是临床常用的良方。

同类常用中成药：通宣理肺口服液

【组成】桔梗、前胡、枳壳、杏仁、陈皮、半夏、茯苓、甘草、麻黄、紫苏叶、黄芩。

【方解】本方以二陈化痰，以桔、前、枳、杏四药理肺气。辅以麻、苏解表，黄芩清热。对于咳嗽(尤其是外感咳嗽)有很好的治疗作用。此药目前主要有丸剂和口服液两种剂型，从功效来看，口服液的形式更适合。

（二）治心剂

【代表方】酸枣仁汤(《金匮要略》)。

【组成】酸枣仁二升(30g)，甘草一两(10g)，知母二两(20g)，茯苓二两(20g)，川芎二两(20g)。

【主治】失眠(原方主治：虚劳虚烦不得眠)。

【方解】失眠的机理前面已经讲过，主要是神被热扰，以及精血不能充养两条。酸枣仁汤是治疗虚性失眠的经典方剂，制方巧妙，疗效颇佳。方中重用酸枣仁为君，补益心肝之血，先令神有安神休憩之地。知母清心除烦热，助枣仁安神，为臣。然枣仁虽补血，但所生之血为死血；知母虽清热，但所清之热无出路。故又以川芎行血，令血活；茯苓渗利，出邪热；茯苓另有宁心之用，二药并用为佐。甘草和中为使。

同类常用中成药：柏子养心丸

组成：炙黄芪100g，茯苓200g，党参25g，当归100g，川芎100g，柏子仁25g，酸枣仁25g，远志25g，半夏曲100g，朱砂30g，肉桂25g，五味子25g，炙甘草10g。

方解：从药物组成可知，本方虽以柏子命名，但其实重在补益气血。因为心为君主之官，神藏于心中。而心神的正常活动，全赖气血以濡养。补气血，即是补心。此后，以柏子仁、枣仁、远志，安神宁心以治标，为臣。佐以夏曲，消磨痰食而安神；朱砂、肉桂，交通心肾而安神；五味子酸敛气阴而养心。全方考虑较周详，为养心安神常用之佳品。

（三）治脾剂

【代表方】补中益气汤（《脾胃论》）。

【组成】黄芪（病甚、劳役热者一钱，3g），炙甘草（以上各五分，2g），人参（三分，1g），当归身（三分，1g），橘皮（二分或三分，1g），升麻（二分或三分，1g），柴胡（二分或三分，1g），白术（三分，1g）。

无疾按：此方以及东垣益脾气诸方，用量都非常小。发人深省。

【主治】脾胃气虚下陷。

【方解】黄芪温中益气，而能升阳固表，与气虚下陷之病机颇相吻合，重用为君。人参、白术、甘草助君温中益气，为臣。然血为气之母。无形之气无处安身，需蕴于有形之血中，故以当归养血活血，令气有所归。参芪等药补中益气，气虽生但不能行，易成壅滞之候。故以陈皮行气以防壅。气机下陷，少与升麻、柴胡升提为使。此方有一点需要提示，全方温补升提，对于阳气不足的虚寒之人多较适合；但对于同时兼具阴虚者，使用须谨慎，防止升提太过生风。可参"镇肝熄风汤"方解。

同类常用中成药：

1. 人参健脾丸

【组成】人参25g，白术150g，茯苓50g，山药100g，炙黄芪150g，陈皮50g，砂仁25g，木香12.5g，酸枣仁（炒）50g，远志25g，当归50g。

2. 人参归脾丸

【组成】白术（炒）160g，茯苓160g，炙黄芪80g，党参80g，炙甘草40g，远志（制）160g，龙眼肉160g，酸枣仁（炒）80g，当归160g，大枣（去核）40g，木香40g。

【方解】以上两药，名字只差一个字，经常有朋友搞混。再看组成，都用参、芪、术、苓，补气健脾；枣仁、远志养心安神；当归养血；木香行滞。所不同者，健脾丸中用山药助参、芪健脾，陈皮、砂仁，助木香行滞。归脾丸中用龙眼、大枣助枣仁养血安神。再看剂量，健脾丸重用黄芪、白术、山药补气，归脾丸重用白术、茯苓、当归、远志、龙眼肉，突出气血双补安神。也就是说，两药大体相近，但健脾丸更偏于补气，归脾丸则突出气血双补。

3. 香砂六君子丸

【组成】党参100g，白术（炒）200g，茯苓200g，炙甘草70g，陈皮80g，半夏

（制）100g，木香 70g，砂仁 80g。

【方解】四君子汤加半夏、陈皮后，称为六君子。健脾益气而化痰湿之力更胜。现成药中，唯有此药，与六君子原方相近，仅增少量香砂以行气，防止补益太过而生壅滞。是临床补益脾气最常用的成药之一。

4. 参苓白术散

【组成】人参 100g，白术 100g，茯苓 100g，山药 100g，甘草 100g，白扁豆 75g，薏苡仁 50g，莲子 50g，砂仁 50g，桔梗 50g。

【方解】本方以四君子为基础，加山药平补气阴，扁豆、薏仁渗湿健脾而止泻，莲子涩肠而止泻；砂仁醒脾为佐；桔梗载药上行于肺，令脾所生之气上行以补肺，培土生金。本方主要用治脾虚湿盛所引起的腹泻，以及肺脾气虚之久咳不愈。

5. 麻仁润肠丸

【组成】大黄 120g，火麻仁 120g，苦杏仁（去皮炒）60g，木香 60g，陈皮 120g，白芍 60g。

【方解】本方是在经方麻子仁丸基础上稍加化裁而成。方以大黄为君，荡涤肠中积滞。以麻仁、杏仁润肠助之，木香、陈皮行气辅之。并佐以白芍，柔肝而令肝缓，肝缓则脾运通行而便秘得解。本方是适合于临床大部分便秘患者服用的中成药。相比芦荟、番泻叶等泻下药，本品对于顽固便秘患者更加安全稳妥得多。不过便秘终归是标，辨证求本，治本才是根本的解决之道。

（四）治肝剂

【代表方】 逍遥散（见前理气药）。

同类常用中成药：

1. 加味逍遥丸　见前理气药。

2. 龙胆泻肝丸　见前清热药。

（五）补肾剂

【代表方】 肾气丸（《金匮要略》）

【组成】干地黄八两（240g），薯蓣（即山药）、山茱萸各四两（各 120g），泽泻、茯苓、牡丹皮各三两（各 90g），桂枝、炮附子各一两（各 30g）。

【主治】肾气虚证（原方主治：虚劳腰痛，少腹拘急，小便不利；男子消渴,小便反多,以饮一斗,小便一斗;妇人病饮食如故,烦热不得卧,而反倚息)。

【方解】此方即补阴剂中提到的成药桂附地黄丸,方解详参六味地黄丸。

同类常用中成药:

1. **地黄丸类方** 六味地黄丸、桂附地黄丸、金匮肾气丸、知柏地黄丸、杞菊地黄丸等地黄丸类方。

2. **肉蔻四神丸**

【组成】补骨脂400g,吴茱萸100g,肉豆蔻200g,五味子200g,大枣200g。

【方解】本方为治疗五更腹泻的特效方。肾阳不足,脾土失温,则清晨阳气初动之时,人得天阳之助,则欲排阴浊外出。且肾气不足,无力固摄,故大便来势颇急。方以补骨脂、肉豆蔻温肾阳而固摄,并以吴萸助之,五味子佐之。

无疾按:本章提到的中成药成分和剂量,绝大部分出自《中华人民共和国药典》(2005 版)。另有少部分出自最早记载该方的原著。

细心的朋友或许已经发现,本章所讲方剂或中成药的思路,与前面所讲的中药和辨证,其实是一脉相承的。都是秉承病性的虚与实,病位的脏和腑,依次展开的。举例来说,辨证一章中,我们了解到气虚证的常见表现(气虚无力倦懒言),可据此判定气虚证的有无。一旦确定本证,就可以在中药一章相应的常用补气药中查找,得到党参、黄芪、山药这三种;按照对三者用途的基本评价,可以从中得出最适合自己的一味药;继而或冲泡代茶饮,或煲汤熬粥时加上一些作食疗,剂量用最常用的 10g 就可以了。如果问题比较严重,单用某一味中药的效果不够理想时,就可以考虑在方剂章中寻找相应的中成药,如补中益气丸和玉屏风口服液,再根据自身病症特点进行选择即可。

通过前面的学习,和积极的实践练习,相信已经有朋友可以对一些患者的病情作出比较准确的中医辨证分析。再结合中药、方剂部分的学习,对一些简单的疾病,朋友们就可以给出比较完整的治疗意见了。当然,目前的学习还仅仅是停留在入门的阶段,遇到疑难或较为重大的疾病,切不可以此为据,仍需以医生面诊为宜。

思考

1. 本章所选方剂,很多出自汉代的《伤寒论》,和宋代的《太平惠民和剂局方》。尝试比较两书方剂的区别,分析原因,并思考对今天临床有哪些启示。

2. 补中益气汤是补气经典方,请结合时代背景,对其剂量特点作出分析。

3. 六味地黄丸补肾阴,为什么有些人吃完后反而会上火?

名医成就之谜——医案解读

　　江瓘从一位中医的门外汉，最终成为名垂青史的医学家，仰仗的主要是两点：深受疾苦，不学则无以保命全身；广罗医案，实学医便捷门径。研习医案，譬如一位尚德长者，循循善诱，引领我们走进中医大门；手把手地教给我们诊病的方法，药性的差异；并能开阔眼界，启发思路，精进医术。

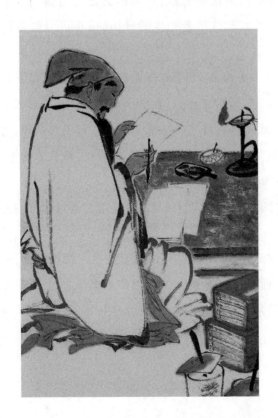

零起点学中医

无疾做中医教学十几年来,听到很多朋友讲:学中医难。不错的,**学中医有三难:入门难,临证难,精进更难。**

入门 偌大的医学体系,似乎条条大路皆可通于罗马。有主张从教科书入门者,有主张从经典入门者,也有主张从易而通医者;有主张从临床摸索入门者,也有主张跟师侍诊以入门者。然而从哪条路入门才是适合自己的呢?

临证 缺少明师指引,缺少实践机会,书本上的知识,永远是干巴巴地躺在那里,与自己无缘。如何之舌便为寒,便为热?怎样的脉便为虚,便为实?百思而不得其解。

精进 门已入,证已临,疗效已见。但治十人,所愈者不过五六,该如何精进医术?历代医学典籍汗牛充栋,经典著作精深难明,究竟该如何修习,提高技艺呢?

不过以上多是针对专业医生而言。对于爱好者,零起点的初学者,无疾始终希望传递给大家一个信息:中医入门,甚至临证,并非如想象中般难于上青天。关键在于两点:**学习的动力是否充足,学习的方法是否得当。**下面我们来看一位明代医生,江瓘。看看这位老先生的经历,是否可以给我们一些启示。

江瓘,明代安徽人,出身书香门第,少年起即发奋苦读,希望通过应试改变命运,有所作为。然而身体不济,积劳成疾,以致呕吐鲜血数升。先后求治于十几位医生,疗效都不理想。于是江瓘转文而从医,自取医书,闭门研读,悉心体会,最终将医理融会贯通,不仅自己处方治愈了自己的顽疾,而且为他人治病,也多见奇效,成为皖南一带闻名遐迩的名医。

从患者到医者,从儒生到医生,如此重大的转变,江瓘是通过怎样的方式来实现的呢?

江瓘在《名医类案》的序言中,对下面这句话推崇备至,"**博涉知病,多诊识脉,屡用达药**"。意即:只有通过广泛的学习,才可以步入医学之门;只有通过大量的实践,才可以掌握诊病的要领;只有通过反复的应用,才可以体味药物的性能。而三者之中,首重学习。在学习的内容方面,江瓘又为我们指引了一条捷径:医案研读。

医案,是医生诊治疾病的记录。今天医院里医生的记录,都有统一的格式。甚至我们在网络上帮朋友解疑释惑,也需要填写统一的"问诊单"。通过这些资料的记载,我们可以了解到患者出现的各种临床表现,医生的诊断、处方用药,以及此后的病情进展。更为重要的是,透过医案,我们可以看到医生诊治疾病的思路,并从中得到启迪。

江瓘正是基于这种考虑,广泛搜集历代名医医案,上自《史记·扁鹊仓公列传》,下至当代名医医著,无不详加搜罗,精心遴选,前后历时二十年,终于编成不朽巨著《名医类案》,也同时成就了自己一代名医的事业。

江瓘先生从一位中医的门外汉,最终成为名垂青史的医学家,仰仗的主要是这两点:深受疾苦,不学则无以保命全身;广罗医案,实学医便捷门径。研习医案,譬如一位尚德长者,循循善诱,引领我们走进中医大门;手把手地教给我们诊病的方法,药性的差异;并能开阔眼界,启发思路,精进医术。

无疾以为,初学中医的朋友,从医案入手,从自己的实际问题入手,是最容易培养兴趣,步入医门。那么学习医案,是希望从医案中学习到哪些内容呢?该如何去学习呢?学习医案,需要怎样的过程呢?下面我们就来谈一下医案学习过程中常见的三个问题:

一、学医案,学什么

(一)中医诊断思路

对中医生来说,面对患者,第一个要解决的问题,就是明确诊断。中医的诊断,又包括辨病和辨证两个方面内容。一般情况下,中医辨病过程较为简单。我们打开一本《中医内科学》的目录就可以发现,大部分中医病名,其实就是一些常见的症状名,如:咳嗽、失眠、胃痛、腹泻、头痛,等等。说明中医的关注点,始终在于如何解决患者出现的各种病痛,而非体内发生的实体病变。旨在救人,而非治病。

辨病之后,中医把更多的精力,放在了辨证上。同样是咳嗽,如何分辨是气虚引起的,还是痰湿引起的,或者肝郁引起的?这个辨证的问题,会直接关系到下一步治疗思路的确定,以及方药的选择,也会直接影响到疗效。我们在前面第六讲中,对中医辨证方法作了较为系统的介绍。下面把辨证要点再重新复习一下。

虚证要点:气虚无力倦懒言,血虚目涩多梦浅;阴虚细小热盗汗,阳虚清冷无力寒。

实证要点:热红黄数寒清寒,痰湿困重舌便黏;风动歪斜善走窜,气滞胀满瘀紫暗。

病位要点:肺病不外咳痰喘,心病心悸痛失眠;脾病消化食欲减,腹胀腹痛大便难;肝怒脉弦胁胀满,肾病腰膝小便艰。

以上三组辨证要点,是无疾结合临床实践和教学实践总结出来的。熟记此百字要诀,是初学者掌握中医辨证方法的捷径。

然而,要诀死而病症活。要把区区百字要诀灵活运用于临床,办法只有一个,就是大量的练习。作为广大的中医爱好者朋友,不可能有机会亲自接触大量患者,为其诊治。医案的学习,正可以帮助我们改善这种状况。譬如小学生做数学题,在反复的练习中,熟能生巧,融会贯通。

(二)中医治疗思路

曾有朋友问起,中医见到气虚就补气,阴虚就补阴;有湿就化湿,有火就清火;肺气虚就补肺气,肝气郁就疏肝气。这样的思路,与西医用脂肪乳改善营养不良,用抗生素对付病菌不是一样的道理吗?针对这个问题,无疾以为有必要加以说明。

中西医在此有三点重要的区别:

1. 脂肪乳本是人体内的营养物质,现在体外由人工加工而成,用于缓解患者营养不良的状况。也就是说,营养不良的患者本身并不需要经过任何"努力",完全通过外界的"输血",就可以获取足够的营养物质。与此不同,中医所谓的补气、补阴药,所用的药物本身,并不是人体的"气"或者"阴"。药物发挥的补益效果,必须借助于人体,才可以实现。也就是说,**中药的作用只是激发和促进,气、阴最终得以补充,仍然靠人体"自力更生"的努力才能实现**。

当然我们不能排除在某些特定情况下,"输血"模式的重要意义。但更多情况下,我们总不能一切都依靠外援来求生存,谋发展。"自力更生"模式,应该是我们始终需要坚持的。国家对贫困地区的输血,不但没有使当地居民摆脱贫困的状况,反而形成了贫困有理,依赖救济的"寄生虫"风气。直到改输血为造血,充分调动起当地居民的生产积极性,才真正实现了脱贫。人体也是一样。长期靠注射胰岛素过活的患者,体内胰岛的功能会日趋衰弱,原因很简单:**废用就会萎缩**。只有唤起人体自身的力量,人才可以说真正地实现了健康,而不仅仅是,活着。

2. 西医用抗生素灭杀细菌(只有特定情况下,细菌才成为病菌),与中药清火药清除热邪,存在本质区别。与上一条相似,抗生素灭杀细菌,其实并不需要人体自身作出任何努力。细菌作为生命体,同样需要呼吸,不断地从外界获取养分。科学家通过实验观察,明确了细菌呼吸过程的关键环节(即如人之喉咙)所在,再以药物切断此环节(即如扼紧喉咙),细菌即被灭杀。

中医则不同。这里暂不讲中医治热之法远不止清热一途,解表、攻下、利小便,甚至益气、养阴,都可以用于治疗热病,单是讲清热之理。中医不像西医那样,把注意力集中在细菌本身,而是更多地关注细菌的生活环境。轰轰烈烈的非典,最终与其说是被人类击败的,倒不如说是被天时战胜的。2003 年初盛行于广东,春季即蔓延到全国大部分省市,到春夏之交,疫情得到控制,盛夏则基本消失。思考其原委,适合此类病原体生长的环境,包括温度、湿度等,当以春季为最佳。环境一旦改变,病原体的生长遇到障碍,对人体也就不再具有当初那般强大的毒力,疫情即随之而解。中药清热药的作用就在于此。当体温升高时,体内环境(温度、酸碱度等)对于致病细菌的生长非常有利。此时以清热药改变人体内环境,细菌失去了有利的环境支持,即在正邪交争的过程中逐渐处于劣势,最终必然被正气驱赶出人体,从而得以痊愈。

此外,这里同样存在一个杀邪与逐邪的问题。对抗迫使敌军改良装备,成为更难对付的敌人;宽容则带来和谐发展,成就天下太平的盛世。在第四讲正邪之争中已有详细阐释,这里不再赘述。

3. 除了扶正、驱邪两方面的思路上有差异外,中西医还存在一个重要的区别,就是治疗靶点的选择。**西医基于点对点的线性思维逻辑,追求针对单一靶**

点的精准攻击。中医则立足整体的和谐,在动态的消长变化中寻求个体的安详。西医治病,譬如修理一张瘸腿的桌子,普通的思路是找到一块木块,把瘸的一条腿垫高;但桌子一旦移动,还是会重新变得瘸腿。更好一些的思路是量好尺寸,将木块钉在桌腿上,桌子就可以恢复正常的功能了。人们将目光锁定在桌子短的一条腿上,针对这条腿去修理,就可以取得满意的效果。但是把这条成功的经验转移到人体时,就会出现一些问题。原因就是,桌子是死物,人却是有生命,有灵性的生物。死物相对静止不变,生物则时刻处于整体的运动变化中。

真正的生物现象,有如牧羊。茫茫的草原上,有羊群,有狼群,还有牧羊人。牧羊人希望得到更多的羊,而狼吃羊;牧羊人于是展开了大规模的灭狼行动,以为狼的减少,必然带来羊群的繁荣。而结果却不尽如人意。狼群被消灭后,羊群虽然一段时间内得到保护,但羊吃草,现在草原的面积却在不断地减少。原来狼虽然会吃羊,但更多情况下,狼其实是以野兔为食。野兔有一个很不好的习惯,就是乱打洞,正所谓狡兔三窟。而这种行为对草原的破坏性是很大的。现在狼群被消灭,野兔失去天敌制约,大肆繁殖,导致了大面积的草场破坏。羊群的发展也就遇到了很大困难。

中医深刻认识到生命现象中这种错综复杂的关系,深知人体变化,牵一发而动全身。直接针对某一脏腑的病症,其实未必是达成疗效的最佳方案。迂回胜过直入,婉转可以通幽。所以才有中医从阴引阳,从阳引阴的治疗法则;才有佐金制木,金水相生,培土生金,水火既济等诸多丰富的治疗思路。

理解与体验,是认识世界两种不同的方法。上述中医的各种治疗思路,扶正、驱邪、确立治疗靶点,**如果始终停留在理解的层面,那么所谓的中医治疗思路,就永远都只是一些"看上去很美"的知识**。在接触真实病例之前,要搭建一座从理解到体验的桥梁,最好的方法,莫过于医案解读。

(三)处方用药思路

如果说**中医辨证的过程,需要的是侦探般犀利的目光,法官样冷静的头脑**;那么处方用药的过程,需要的则是幽境里灵性的心思,书法中淋漓的挥洒。

历代医家、各门各派，都有自己所习用、善用的方药。如张子和之善用舟车、大黄，李东垣之善用补中、黄芪；今火神之善用四逆、附子。同用一方一药，理解有异，疗效亦可迥然不同。解读医案方药，贵不在牢记某方某药可治某病，而在从案中体会医者思路，与用药妙处。

下面我们就以一则医案为例，来体会下如何通过医案解读，来学习中医诊治疾病的基本思路。

李某，男，54岁，干部，口疮反复发作1年。2002年5月6日初诊，观其以前所用之方剂多以清热泻火及滋阴降火为主。现患者表现为面色暗黄，唇内及颊部有数个绿豆大小溃烂面，色白黄，周围微红不肿，自述进食时疼痛，伴口干不欲饮，全身困重乏力，时便溏，睡眠差，舌质淡红，苔白厚，脉细弱。追问病史，患者近1年来，工作压力大，经常失眠。（山西　张瑞丽案）

无疾按：口腔溃疡，是临床很常见的一个病症。最常见的原因是胃中实火循经上扰，最常见的治疗思路是以黄连类苦寒药清泻之。这种口疮一般治疗起来效果比较理想，攻邪后症状即可明显缓解，以至痊愈。但若口疮经久不愈，反复发作，再以此寻常方法治疗，往往就无法取得满意的效果了。谨按无疾临证所见，反复发作者，多与肝、脾、肾三脏有关。长期肝郁气滞，火从内生，即可循胃经上行，发为口疮；脾气不足，推动无力，停滞之痰湿饮食郁积化火，亦可上行为病；若阳虚体质者，肾阳不足，火少无力温暖脾土，亦可见到典型的上热下寒表现，出现口疮。那么此例患者当属于哪一类呢？还是继续来看张医生的分析。

脉症合参，考虑患者为思虑过度，伤及于脾，而致脾胃虚弱，口黏膜失养。

下面一起来分析下病情：

1. 先看主症，"唇内及颊部有数个绿豆大小溃烂面，色白黄，周围微红不肿，自述进食时疼痛"。

分析：溃疡创面颜色较淡而不红，肿痛表现都不明显。提示病性多属虚，而非实热。

2. 再看兼症"口干不欲饮"。

分析：很明显，口干是上方缺水的表现。缺水的原因有二：一是水量不足，或因实火力猛，水被消耗；或阴虚火从内生，水更不足。这两种情况下，口干皆欲饮,是饮水以自救。二是水量虽然充足,但无法运抵口舌,导致口舌局部缺水。多因阳气不足,无力化水生气。如果对前面所讲少火生气的比喻仍有印象,应该很好理解。这种情况下,虽然上方缺水而见口干渴,但体内水量其实并不少。而且饮水后,气化水的负担会进一步加重,气虚不化的问题越发严重,所以此时虽然口干,但并不欲饮水。

此外,素体阴血不足者,也可能同时伴有气虚。这种情况下,虽然体内水量确实不足,但因同时兼有气虚,饮水后,同样存在气虚不能化水的问题。所以此类患者虽口干渴,但也不喜饮水;即便喝水,量也比较小;而且一般喜欢温水,不喜欢凉水。

一句话,**口干不欲饮,多是阳气不足的表现**。

3. 继续看全身表现,"全身困重乏力,时便溏,睡眠差"。

分析:结合辨证要点,"气虚无力倦懒言,血虚目涩多梦浅","痰湿困重舌便黏","心病心悸痛失眠,脾病消化食欲减,腹胀腹痛大便难",可知当前患者出现的问题,属气血两虚,以气虚为主;兼见湿邪。病位在脾和心,以脾为主。

4. 最后看舌脉"舌质淡红,苔白厚,脉细弱"。

分析:舌淡红说明没有实热,苔白厚说明体内湿邪盛,脉细弱说明气血不足。与前面分析所得结果基本一致。

辨证既明,从何处入手来治疗呢? 继续看张医生的治疗方案。

治宜健脾益胃为主。方用参苓白术散加减:党参 15g,白术 10g,茯苓 15g,苡仁 15g,山药 15g,砂仁 6g,扁豆 12g,陈皮 10g,虎杖 12g,葛根 10g,藿香 6g,知母 10g,酸枣仁 15g,生甘草 6g。水煎服,日 1 剂。

无疾按:患者脾气、心血皆有不足,从成方考虑,无疾最喜用人参归脾丸,以其心脾气血并补,而尤重健脾益气,恰中病机。观张医生方,是以参苓白术为主方,益脾气而除湿,是针对核心病机为治。佐以葛根、藿香,制以虎杖,伍知母、枣仁清热而除烦。方子不大,用力较专,效果如何呢?

上方服 3 剂后,口腔溃疡明显减弱,效不更方,继以上方加减服 15 剂,诸症痊愈,随访 1 年未见复发。

无疾按:一年之疾,得 3 剂药而大减,15 剂痊愈,疗效相当不错。

谨从本案论,若自己或亲人久患口疮,反复发作,见到此案,此方此效,必然欣喜非常,对中医的学习热情也自昂然。于是原方抄录,对照服用,或效或不效,须明了其理,才知**关键处首在辨证,次谋治法,再图方药**。思路清晰,依次展开,想继而步入中医之门,何难之有?门径已现,继续努力,对反复口腔溃疡医案勤加收集整理,牢记辨证要诀加以分析,即可知口疮之病,诊察要点何在,治疗靶点如何找寻,常用方药如何运用。临证之问题亦可借此而有所得。

二、学医案,怎么学

(一)兴趣第一的原则

建议从自己或家人朋友的实际问题出发,寻找相关医案。

与切身利益联系越紧密,就越容易激发起兴趣。很多朋友喜爱中医,就是从自己或家人的病患出发的。希望通过自己的努力,可以为亲人带来健康。无疾非常支持这种目的性很强的学习,原因有三:①深受所苦,求学必诚;②用心专一,易见成效;③学以致用,不妄作劳。**学习,一怕不诚,二怕不专,三怕不用**。有浓厚的兴趣作后盾,这三怕全无,学习自然会取得很好的效果。

(二)广开途径,搜罗医案

信息时代,资源无处不在。书店里、网络上,想寻来几本医案著作,实在易如反掌。另外,知网、维普、万方等数据库资源,有时时更新的丰富临床医案可以下载。根据自己兴趣所在,将所得医案分门别类,或单独摘录,加以整理,日积月累,必有所得。对于摘录方式,无疾还有一点小的提示:"复制粘贴"模式与"手写整理"模式相比,各有优劣。手写抄录,速度慢,但更容易在心里留下深刻印象;复制粘贴正相反,操作快捷,方便检索,但往往难以深入人心。

(三)正确看待失误案

一般来说,医生总是希望将自己最得意的案例拿出来,与人分享。而一些不成功的案例,往往被隐匿不宣。实际上,通过对成功案例的学习,自然可以从中领略医生精湛技艺,学到宝贵经验;通过对失败案例的分析总结,吸取其教训,常常可以得到更大的收获。下面就是无疾自治的一则失误案例,呈与朋友们分享教训。

一日外感风寒,发热,寒热往来(所谓寒热往来,即怕冷与怕热交替出现,冷至则盖三床棉被仍觉寒冷不解,热至则掀去所有衣被仍感烦热难耐),胸胁微满,不欲饮食。脉弦数,舌红苔白。典型小柴胡汤证已见,即开处方如下:

柴胡24g,黄芩12g,党参10g,生草10g,法夏10g,生姜6片,大枣6枚。

药后发热之势略减,但很快又起。后经一番周折,思路越发混乱,越治越败,最终家人强烈要求停用中药,改用抗生素,一周后热退。但随后出现脓血便,里急后重,痛苦不堪。此时西药毒性已见,故坚决拒服西药,以葛根芩连汤三服清利,痊愈。但经此一番打击后,体质便大不如前。所不解者,明明是小柴胡证,怎可能用之无效?

后有机会与山东金谷子老师面谈,讲到此事,金老师只有三点相告:用经方,必须注意原方(即原方药物)、原量(即原方剂量,至少是原方药物比例)、原法(即原方服用方法)。经此指点,后遇疾患,凡与经方证治相符者,每以原方为规矩,收效有所提高。

三、循序渐进

虽然同名为医案,但其实难度深浅相去很远。如何根据自己的水平,选择相应的医案进行学习,是一个很重要的问题。《临证指南医案》是案中之妙者,多述而不论,学习难度较大;《蒲辅周医案》为案中之巧者,轻灵飘逸,令人神往;《医学衷中参西录》为案中之易者,文辞通俗,论理详透,便于理解(以上三书荐自北京护国寺中医院针灸科恩师董建)。现代名医经验书籍尤其品类繁多,对初学者而言,都是相当有益的宝库,无疾这里不作特殊推荐,读者凭兴趣选择即可。

医案既然有别,那么医案学习就与其他各门课程的学习一样,都需要一个循序渐进的过程。针对中医爱好者和初学者朋友的实际情况,无疾将医案学习大体分作以下三个阶段,可作为选择医案书籍的参考。

(一)初级识证阶段

对于零起点学习中医的爱好者朋友,识证是最重要的基本功。是最死板,也最简单的一个阶段。诀窍就在前面讲过的"辨证要点"歌诀中。此阶段的任务,一是熟记并理解辨证歌诀,二是通过反复练习,在具体医案中辨识出各种症状的证候属性。相关练习,我们在前面辨证章中已经作过一些。识证之后,即可对照中药方剂讲稿中的相应部分,制定出大体的治疗方案了。本阶段适读医案:病症较单纯,证候较典型者。

(二)中级辨证阶段

然而,很多情况下,单是依靠辨识症状的寒热虚实,还是难以应对纷繁的病症的。因为人体是一个复杂的整体,仅出现单一证型的典型表现,是很难见到的。临床见到更多的,常常是几种证型的交织。如气虚与痰湿同体,阴虚与风痰并见等。要在纷繁的证候中把握主次,分清本末,就需要在识证的基础上,加强辨证的功夫了。本阶段适读医案:病症稍复杂,涉及两个以上脏腑,虚实并见者。

(三)高级论治阶段

面对复杂病案,诊断辨证是基本功。而如何确定治疗方案,找好切入点,则需要更深一层的修习。本阶段适读医案:病程缠绵难愈,病情复杂多变者。

总体而言:识证阶段病情典型、单纯,往往可以直接对应某些方药来治疗。辨证阶段病情较复杂,侧重点在于分析病症,理清正邪关系,轻重缓急。而论治阶段的关键点则在于寻找治疗突破点,制定治疗方案,部署阶段性治疗任务。

对于爱好者朋友,无疾谨此劝谏:**按部就班,步步为营的学习方法,看似笨拙,其实是最快捷的方法**。为自己的医案学习制定一个总体的计划,并切实的执行,短则一个月,长则三个月,一定可以迎来一个令自己欣喜的收获了。

下面与大家分享一例很有趣的医案。医生诊病,会遇到一种情况,辨证也够精准,用药也合法度,但各种方法轮番使用,就是不见效。万般无奈之际,突然而来的奇思妙想,或可起顽疾于顷刻之间。

赵某,女,47岁,职员,患习惯性便秘4年,近1年来口服、外用导泻西药皆已罔效,唯以灌肠为法,服中药润肠或攻下均难如意。其人形体丰腴,纳欠而渴饮,脉滑,舌苔薄腻色黄,已5日大便未行,肛坠而虚坐努责,详询病史,悉其平素久坐少动,多感冒而常忧思。(江苏 张胜案)

无疾按:此例便秘经久不愈,如从常规辨证考虑,病情其实并不复杂。痰湿之邪郁积化热,或兼见气虚。法当化湿清热,理气通调。但病非一日,各种通利方法屡试屡败,原因何在?治疗的突破点,该如何选取呢?我们继续看张医生的分析:

笔者思忖:此阳明实证无疑,通腑法既不效,何不反其道而行之,施变法一治?遂拟出宣肃肺气法,上溯肺脏,以开其壶盖。处方:炙紫菀12g,桔梗15g,炙升麻12g,杏仁泥12g,前胡10g,瓜蒌皮12g,瓜蒌仁15g,2帖。药后,病瘥。

无疾按:提壶揭盖之法,亦属临床常用治法。但以无疾临证所见,提壶揭盖常用于大小便不通,兼见肺气郁闭而咳喘并见者。此例自始至终并未出现肺脏病证,临证能想到此法,确实为灵光一现而成。**好的中医需要少一些科学家的呆板,多一点艺术家的灵气**,于此可见一斑。

最后无疾再与大家一起解读一则文言医案。所谓文言,明清以后其实与白话已经无异。这里只是借机让大家摆脱掉古文晦涩难懂的印象,与疏远文言多年的朋友,一起重温先人曾经的文字。

奉天大东关,学校教员郑子绅之女,年五岁。秋日为风寒所束,心中发热。医者不知用辛凉解表,而纯投以苦寒之药,连服十余剂,致脾胃受伤,大便滑泻,月余不止,而上焦之热益炽。医者皆辞不治,始求余为诊视。其形状羸瘦已甚,脉象细微浮数,表里俱热,时时恶心,不能饮食,昼夜犹泻十余次。治以此粥(无疾按:即山药粥),俾随便饮之,日四五次,一次不过数羹匙,旬日全愈。

无疾按:此例即近世大医张锡纯所著《医学衷中参西录》中的一则医案。最终治疗过程看似简单异常,其中却有几点颇值得深思。

1.中医治疗思路,贵在逐邪而非杀邪。逐邪之法,贵顺势而为之。《素问》

有云："其高者,因而越之;其下者,引而竭之;中满者,泻之于内;其有邪者,渍形以为汗;其在皮者,汗而发之。"邪气在上,就通过呕吐的方法来逐邪;在下,就通过泻下的方法来逐邪;在表,就通过发汗的方法来逐邪。治病不识表里虚实,见热便以苦寒直折,未尝有不误治者。

2. 小儿体质娇嫩,易虚易实,易寒易热。药物为治,尤其以苦寒虎狼之药,至多不过三剂,必详审病情,以图后续。中气大虚,滑脱不禁,是苦寒之弊已见;医者不思己过,仍是见热即用苦寒,连投十余剂,实孟浪所为,慎之。

治病要留人(此语亦恩师董建所赠)。每个医生都有自己所擅长的领域,也有自己的不足之处,无可厚非。对于自己不熟悉的、没有把握的病例,尝试是必须的,无此何能提高技艺。但生命岂能儿戏,见有不测之象,失误频出,必止步留人。如此拖延,以致病情危笃,戒之。

3. 保胃气,存津液。中医治病,从来是将医药之位置于辅助,辅助人体正气以祛邪除病。滑泻不禁月余,昼夜十余次,成人患此,气阴亦当所剩无几,何况五岁幼儿。其时纵令邪气尚存,亦断不可存心逐邪,必须一心扶正。胃气若绝,津液若亡,孰能起死回生。故以凉涩补之山药熬粥,保存气阴,维系正气。

蒲辅周老之子蒲志孝先生,曾作文介绍蒲老的治学经验(见《名老中医之路》)。其中提到一位热病伤阴的老妇人,病情危笃,近乎弥留。蒲老接诊后,没有开任何方药,只是询问病者想吃什么。待得知病者仅想喝茶后,即嘱以龙井茶少少与之。得饮此茶后,病情竟日渐好转,终于痊愈。此亦保胃气之用,与本案颇有神似。

4. 相信生命的智慧与力量。病情即便危重如此,只要调理得法,短短十天获得痊愈之效,所凭仗者,医生,山药,还是患者自身呢? 有些情况下,与其相信人的智慧与能力,倒不如相信生命自身的智慧和力量更妥帖些。中医讲:**有病不治,常得中医**。这里的中医,是指中等水平的医生。感觉上虽有些偏颇,但其中却有深意。

无疾在此将张老先生此案详加注解,旨不在强调辨证之法,也不在寻思治疗突破点,而在提示为医之道。为医者,生命所系,性命相托。敢不兢兢战战以诊疗,敢不虚怀若谷以精进? 当然,对于爱好者朋友,学习只为充实,临证危重的情况几乎也不存在,无须苛求自己。无疾在此谨作提示。

思考

你最关心的是哪种疾病? 努力找到不少于三则相关医案,加以分析,看看自己(或亲人)的问题出在哪? 该如何解决?

针灸奇效之谜——经脉原理

　　地球同一条经线上的各点之间，有一点是相同的，会在同一时间接受到阳光的照射。人体上也是同样的道理。假设我们自然直立，双手放松，自然下垂；双脚并拢，脚尖向前。当我们正对太阳时，阳光直射到的部位有哪些呢？头面口鼻，喉结颈部，胸腹部，和四肢的正前方。这些部位，在中医学中，有一个特定术语来命名，叫做阳明。

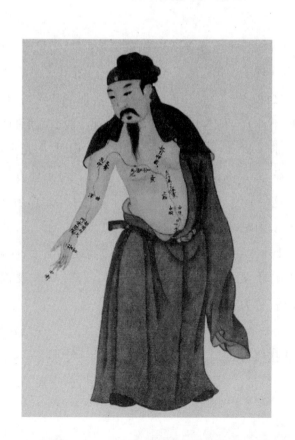

腰扭伤后疼痛难忍,无法活动,小小一根银针刺入,疼痛立止,活动自如;上火牙痛,蹙眉托腮,同样是一根银针,可令转瞬之间眉开眼笑。针灸疗法能够取得如此神奇的效果,首先要归功于古人一个了不起的发现:经络。前面生理一章中,无疾主要讨论的是,中医学中循环无端的十二经脉,是如何一步步完成理论构建的。那么针灸学理论中的十二经脉又有怎样的不同呢?

针灸理论中的十二条经脉蕴含着怎样的规律呢?十二经脉与十二脏腑之间是如何一一对应的呢?经脉是怎样在体内发挥作用的呢?通过经脉诊治疾病的道理何在?下面无疾就与大家一起,逐一地解开上述有关经络的谜团。这里认识经络的方法,仍是一如既往的体验。当然这些认识更多的是无疾根据经典著作,以及现代针灸理论研究的最新进展,结合无疾对经络与自然的思考,发挥而成。不代表科学,也不代表学术。只希望用这样的方式,帮助大家更清晰地认识经络。

一、经脉设立原理

地球仪上,纵横排布着经线与纬线;我们要精确定位某个地区,只需要提供经度、纬度两个数值就可以实现了。我们这里先重点看一下经线。

同一条经线上的各点之间,有一点是相同的,会在同一时间接受到阳光的照射(一点误差,这里忽略不计)。人体上也是同样的道理。假设我们自然直立,双手放松,自然下垂;双脚并拢,脚尖向前。当我们正对太阳时,阳光直射到的部位有哪些呢?头面口鼻,颈结喉部,胸腹部,上肢(手臂、手)正前方,下肢(大腿、小腿、足)正前方。这些部位,在中医学中,有一个特定术语来命名,叫做阳明。当我们以侧面正对太阳时,阳光直射的部位,就变成了:侧头部,耳,肩部,身侧部,上肢外侧,下肢外侧。这些部位,同样有一个特定的名字,叫做少阳。当我们以后背正对太阳时,阳光就会照射到:后头部,项部,背部,腰部,以及上下肢的后侧。这些部位,称为太阳。

不知大家是否发现这样一个规律:这三类部位,有两个共同点:一是自然站立状态下,都可以被太阳直接照射到;二是三者名字中,都有一个阳字。除这些部位以外,我们发现,还有一些部位,是阳光无法直接照射到的,主要是上下肢的内侧面。中医将这些部位进行三等分后,从前到后,分别命名为太阴、厥阴和少阴。也就是说,**太阳能照到的地方称为阳,进一步分为阳明、少阳和太阳;太阳照不到的地方称为阴,进一步分为太阴、厥阴和少阴。**如此便形成了最基本的三阴三阳的概念。中医又根据手足的不同,将此概念更进一步地细化为手三阴、手三阳;足三阴、足三阳。对这些阴阳对应的部位,单是进行如此模糊的界定,很不方便学习和掌握,于是古人以"划线"的形式,对这些部位进行更为直观的表述,从而形成了我们所熟知的十二经脉。至此,学习经络最基本的知识储备工作,就完成了。

为了不给大家造成过多理论上的负担,经络与纬线之间的关系,我们就不再展开说了。无疾这里仅作一点点思路上的启示:地球上同纬度的区域内往往有着相似的气候特点、物候现象、植被种类等。那么人体上呢? 抑或认为:**经线体现了时间上的趋同性,纬线体现了空间上的趋同性。**

二、经络脏腑相合原理

以上手足三阴三阳的概念,主要是对体表部位进行的划分。而人体结构中,中医更加强调的,是脏腑,具体讲解见前文第三讲。那么对于中医所谓的五脏六腑,与三阴三阳之间,是否也存在着一些特定的关联呢? (无疾按:此两节理论性较强,对理论没有兴趣的朋友,可以跳过,直接阅读下面经络诊治部分)

首先看五脏与六腑。五脏又称五神脏,是藏精之所,神常居之。前面讲过,神最喜清净,最怕烦扰。所以**五脏宜静不宜动。静则神安,动则神乱**,其性属阴。六腑是转输运化水谷的场所。人体要得充养,离不开每天从外界摄取新鲜的营养物质,同时需要把代谢后的废物及时排出体外。这样看来,六腑最需要的是动,是通畅,所谓"六腑以通为用"。所以**六腑宜动不宜静。动则水谷得消,机体得养;静则水谷停滞,百病丛生**,其性属阳。脏腑的阴阳属性明确了,与体表阴阳之间也就形成了相互对应的关系:五脏与四肢内侧的"阴"部相应,六腑与四肢前、外、后侧等"阳"部相对应。

再将五脏细化来看一下。肺心在胸腔,在膈上,与手相近;肝脾肾在腹腔,在膈以下,与足相近。肺心相比,肺在上,在外;心在下,在内。肺心之间,有一个囊状组织,以保护心脏,称为心包。如此从上到下,三脏依次排列为:肺,心包,心。如果将这三脏的解剖位置对应到上肢内侧,就形成了这样的对应关系:肺-手太阴;心包-手厥阴;心-手少阴。

肝脾肾三脏相比,脾(中医之脾,主要对应解剖学之脾脏和胰脏,前文已述)与肝基本位于同一水平层面;肾在下。同样将此解剖位置,与足三阴经相互对应,可以得出如下关系:脾-足太阴;肝-足厥阴;肾-足少阴。这里有一点需要提示:肝脏与脾脏的解剖位置上下难分,在相应的足厥阴与足太阴两条经脉的循行上,也出现了一处交叉(发生在内踝上八寸处)。是偶然,还是必然? 是人为划定,还是自然使然? 不得而知。

最后看六腑。六腑(三焦除外)的解剖位置都在腹腔,在膈以下。对比五脏与手足经脉的关系,可知六腑都应与足阳经相应。再从其具体位置而言,胃在上,胆在中,膀胱在下;大小肠与胃同属谷道,本来一家。所以,六腑与足三阳经相配的关系如下:胃-足阳明;胆-足少阳;膀胱-足太阳。大小肠在实体结构上与胃同属一家,在经脉上也共同归于足阳明经;临床诊治大小肠的问题,主要也是从此经着手进行。至于三焦,前面第三讲中已作专门讲解,不再赘述。针灸学上对三焦病变,设了一个专门的腧穴委阳,就在足太阳膀胱经上,委中穴旁边,说明古人更多是把三焦病当作水液代谢病来看待的。

这里的大、小肠与三焦,就出了问题,无经可配。足三阳经与胃、胆、膀胱三腑相配,已经饱和;而上面的手三阳经空置,没有相应的腑与之相合。古人于是提出了一个不得已的配伍方案:将手阳明经与大肠相配,手少阳经与三焦相配,手太阳经与小肠相配。于是形成了今天我们见到的,经典的十二经配十二脏腑的经络理论体系。但毕竟是勉强所为,临床诊治大小肠疾病、三焦疾病,仍需要到足阳明经与足太阳经上去寻求解答。

这里有一点需要说明:手阳明经与大肠的结合,与其他两个"经-腑"结合相比,具有更强的临床指导价值。原因是,手阳明与足阳明同属阳明,可理解为同处一条经线上。故手阳明经对胃肠疾患也可起到一定的诊治作用。而手少阳经与三焦,手太阳经与小肠,类似的特点就不明显了。手少阳经的主治,反而与足少阳胆经相近;手太阳经的主治,反而与足太阳经相近。关于这一点,在《零起点学针灸》中有更详细的解释,可以参考。

古人通过经络,把体表四肢与五脏六腑紧密地联系在一起,形成了一套现代医学难以认知的经络体系,从而使古人眼中的人体,与现代人眼中的人体有了质的差别。这一切,原因何在,意义何在,今天的价值又何在呢?

三、经脉功用原理

前面讲到,地球仪上位于同一条经线上的各个点,都有一个共性:在同一时刻接收到阳光。看似平淡无奇,其实这点共性,非常重要。试想我们每天的生活,基本上都是伴随着太阳的节奏在展开的。太阳升起来,我们开始一天的学习和工作;太阳落下去,我们也进入自己的生活和休息。不仅是人类,动物、植物身上也都反映出类似的规律。那么,千万年来,甚至更为久远,从事物发生的起点即开始。同经度上存在的各种生物,都会在同一时间苏醒,同一时间兴奋,同一时间沉寂,同一时间入梦。这种现象,有类于中学物理课本上提到的共振。共振的前提,大家的固有频率相同或相近。

同样的道理,表现在人体上,就出现了所谓"经络现象"。既然同一经脉所联系的人体各个部位,也存在类似于同经度点的特征,那么这些部位之间,是否也存在共振现象,也有相近的"固有频率"呢? 当前的科学研究工作仍在积极探索中,没有哪位科学家可以明确地告知所谓的经络实质。那么我们不妨还是采用体验的方式,对经络展开深一层的认知。前面我们了解了静态经脉联络分布的形态,下面继续体验"动"的经络。

古人对经络的描述非常形象,为我们提供了两个有趣的比喻,帮我们理解经络的特点。

其一是**把经络比作河流,将气血比作河水**(见《灵枢·本输》)。河流的起点是泉眼,汩汩的泉水从眼中喷薄而出,沿着弯弯曲曲的河道,一路向前。途中,随着四处溪水的归入,河流不断壮大,最后形成滚滚的长江大河,奔流到海。人体的经络,大多发于四肢末端,汇流至相应脏腑,或头面。四肢末端,即所谓"井穴"所在之处,通常位于手足指甲旁,类于泉眼;该经脉之气血主要源出于此。气血向上到达腕踝关节时,会经过一类重要的腧穴,叫作原穴。原穴处譬如大的湖泊,经脉在这里汇集四方归依的气血,进一步形成声势浩大的十二条江河。继续向上到达肘膝关节时,这些江河即汇流入海。

其二是**把四肢末段比作树根,把头面官窍或脏腑比作树梢、果实**(见《灵枢·根结》及《灵枢·卫气》)。这样十二条经脉,就成了十二棵大树,各有各的生长范围。举例来说,足少阳是长在人体两侧的树,树根在足四肢末端的足窍阴穴处,果实结在两耳中。手少阴是长在上肢内侧后方的树,树根在手腕内侧横纹上神门穴处,果实结在后背心俞穴处(靠近心脏)。类似的,根据一棵树的"根"与"结"之所在,整棵树的大小、走向,就可以完整地呈现在我们面前了。

河流对人来说,最有意义的并不是河道,而是通过河水的流动,可以帮我们运输货物和人员。同样的,经络对人体而言,最大的价值也不在于十二条管线,而是通过这些管线,来输布气血。气血从四肢末端发起,源源不断地流向脏腑头面。

相信这里会有朋友提出疑问:气血为什么会从四末流向脏腑头面呢? 我们还是用地球仪来做比喻。同一条经线上的各点,虽然会保持相同的时间节奏,但是由于纬度的不同,收到太阳光照的强弱还是有区别的。越是靠近赤道的地区,接受到的阳光越多,温度越高;越是接近南北极的地区,接受的阳光越少,温度越低。头面躯干部居于中央,类于赤道周边;越是靠近四肢末端,就越是接近南北极。人体最不怕冷的地方是头面,寒冬腊月,棉衣、棉鞋、棉手套不可少,只有头部可以不靠外物御寒,中医谓"头为诸阳之会",我们这里将其理解为赤道,似乎也未尝不可。人体最容易冷的地方是手足,阳气不足的人,最容易出现冰凉的地方就是这里,与两极颇为类似。

赤道周围由于温度很高,空气上升后,会形成地面附近的空气总量不足;这时来自两极的冷空气就会过来填充,从而形成了风。五脏六腑是人体生命活动的核心部位,头面五官是我们感知世界最重要的窗口;我们称脏腑为"器"之"官",眼耳口鼻为"官"之"窍",都说明这些部位很重要。如此重要的部位,自然要给予更优厚的能量补充。位于四末的气血,自然要调集到此处,以听任调遣。从而形成了从四肢到头面躯干的气血运行。

古人谈到经络,总是大加推崇。认为:"凡刺之理,经脉为始","经脉者,所以能决死生,处百病,调虚实。"古人为什么如此重视经脉的地位呢?

四、经络诊治原理

河流的功用在于运输人员物资。河流出现哪些异常状况时，会妨碍到运输的功能呢？常见的问题有二：一是河水太少，无力运输；二是河道闭塞，无法运输。运输功能一旦瘫痪，河流上下游之间就失去了紧密的联系，导致危难丛生。同样的问题，表现在经络上，就会出现两种情况：一是气血不足，脏腑官窍失养，不荣则痛；二是气血壅滞，不通则痛。

一般来说，**疼痛是人体进行自我保护的一种病理生理现象**。任何部位出现疼痛，都可以看做是此部位发出的强烈呼救信号。经络上表现出来的疼痛，可以是自发的疼痛，或者按压时出现的疼痛。这时作为医生，首先需要做的，就是冷静的分析，这种疼痛的出现，是由于气血不足，还是壅滞？换言之，是虚，还是实呢？

通常经络虚实的判断，我们可以通过望诊和切诊两种方法来解决。气血不足引起的虚证，该经表面可见凹陷，按之多松软无力；所见条索、结节，也多细小。气血壅滞引起的实证，该经皮肤可见明显青筋瘀络，按之多实紧有力；所见条索、结节多较为粗大。此外，虚性疼痛通常以酸痛为多见，疼痛较和缓；实性疼痛常见胀痛、刺痛，疼痛较剧烈。

医生将一根细细的针刺入合谷，患者牙痛戛然而止；刺入人中，腰扭伤之剧痛顷刻消失。如此奇效，道理究竟是什么呢？针刺之后，患者体内究竟发生了怎样的变化呢？要理解这层道理，我们先来看一则小故事。

记得当年读大学时，郝万山老师曾讲过一则医案：一位山区居住的壮年男子，患肠梗阻，腹胀痛不可忍。当地医生见此例病情较重，未敢接诊，嘱送县医院手术治疗。然而等患者在拖拉机上，经过几十里崎岖的山路到达县医院时，腹胀痛的症状已经很大程度上缓解了。原来一路的颠簸，让纠结在一起的肠结构得以散开。腹中气机恢复畅通，症状随即大减。

这里给了我们一点提示：当绳索打结时，我们自然可以直接到局部解开此结；而从一端抖动绳索，亦可使得此结松开。人体毕竟不是绳索，可以轻易打开；施行手术，又会对机体造成创伤。况且气血不像有形绳索，可观可触，气血之结又该如何解开呢？这时采用第二种思路，正好曲径通幽，既不会对机体造成破坏，又可以方便地把握无形，产生奇效。

具体落实到选穴治疗时，又有很多的学问。如前章所讲，以中药治病时，需要考虑的因素并非见脾治脾，见肝治肝一样。不过这部分内容过于复杂，本章主要提供两类基本治疗思路，帮助大家理解针灸治病的道理所在。

一是本经病治本经。这条思路最为直接，非常常用，也非常有效。举例来说，口鼻干痛，腹胀不适，病在足阳明经。沿足三里穴以下循按，痛点明显处即为治疗要穴。同时该经末端腧穴亦可并用。针刺必效。此类治疗思路，即是"治本经"之思路。

二是本经病治表里经。这条思路，相比而言，就有些曲折。但同样非常常用，也非常有效。所谓"表里经"，阳经为表，阴经为里；一表一里，相对相依。具体来说，表前之阳明与里前之太阴即一对表里；表中之少阳与里中之厥阴即为表里；表后之太阳与里后之少阴即为表里。此表里关系，即类似于地球仪上一条经线，与对侧之经线。二者一阴一阳，共成一圆；互有不足，合而为用。譬如夫妻，调夫可治妻，调妻可治夫。

五、十二经脉概要

按照《内经》对经络的记载，虽然经脉的全程像一条入海的河流，一棵繁茂的树木，但最为重要，备受重视的，是河流未入海的部分，是树根树干的部分，也就是肘膝关节以下的部分。长期的临床实践同样证明，这部分腧穴的治疗作用，在整条经脉上，往往是最突出的。下面我们就逐一介绍，十二经脉的大体循行和主治等知识。

1. 手太阴肺经　上肢内侧前缘。

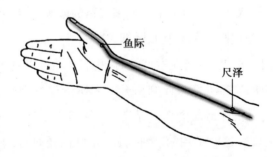

主要循行部位:拇指端,鱼际穴处(赤白肉际,即手掌与手背的交界线),太渊穴处(寸口脉动处,即中医诊脉处),尺泽穴处(肘内侧大筋桡侧,即靠近大拇指侧)。

无疾按:在讲述经脉循行部位时,无疾常以穴位作为定位参考。一则腧穴定位有国家标准,是很明确且方便的参考资料;二则所涉及腧穴往往都是大穴、要穴,可以在学习经络循行的过程中,顺便对这些腧穴有所了解。

不过,无疾这里需要强调一点,作为一名针灸医生,要诊断和治疗疾病,**着眼点一定是更多地放在"经",而非"穴"上。**这点并不是对古人"宁失其穴,勿失其经"的老生常谈。因为这句针灸界内耳熟能详的古训,核心放在"失"上,是一种退而求其次的无奈之选:穴位选起来不易,至少把经脉选对吧。无疾这里所强调的,是在选穴前,一定要先重视经脉对疾病诊治的指导价值。

主要诊治病症:肺脏及其联系部位疾病,包括咳嗽、痰、喘,咽喉疼痛等。

常用诊治部位:①尺泽穴下方肌肉丰厚处;②鱼际穴附近肌肉丰厚处。

无疾按:这里强调反应区而不讲反应点,是因临床所见,很难像教科书中对某穴的定位描述一样精准。所谓点,经常是或上或下,因人、因时、因势而变,难以精确度量。而所谓区域,看似模糊,难以把握,实则各种游移的点,多在本区范围内。当我们面对的对象不是一台机器,一张桌椅,而是一个活生生的人的时候,我们经常会发现:**科学的精准,与感觉的灵敏相比,不一定能带给我们更为"科学"的结果。**

当肺脏发生疾病时,此两区很容易出现异常反应。尺泽穴区常见明显结节、条索,按之往往酸胀疼痛明显,多见于长期的肺脏病和脾胃病(如腹泻)患者。至于脾胃病何以在尺泽区出现反应,机理较为复杂,有兴趣的朋友,可参考《零起点学针灸》"分形原理"一节。

鱼际穴区最常见的反应,一是压痛,二是颜色变化。急性咳嗽,尤其当咳嗽剧烈时,往往可以在鱼际穴附近按察到明显的压痛点,掐按此处,具有较好的止咳效果。此外,肺脏阳气不足,或寒邪较盛者,常可在鱼际附近见到较明显的青筋(浅静脉)。

2. 手厥阴心包经　上肢内侧中线。

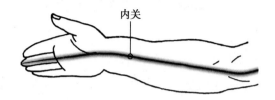

主要循行部位:中指端,手心中线,腕横纹内侧中点,腕上两筋间,肘内侧大筋尺侧(靠近小拇指侧)。

主治病症:①心脏疾病,如心痛、心悸;②胃腑疾病,如胃痛、恶心、呕吐。

常用诊治部位:内关,为治疗心、胃疾病要穴。按揉内关穴至有酸胀感,对晕车有奇效。

3. 手少阴心经　上肢内侧后缘。

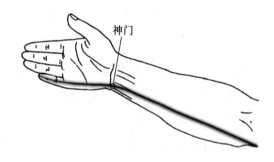

主要循行部位:小指端,神门穴处(手腕掌横纹尺侧),少海穴处(屈肘,肘横纹内侧端)。

主要诊治病症:本经无疾临床应用较少,无太多经验可言。

无疾按:《灵枢·邪客》云"手少阴之脉独无腧",原因是"心者,五脏六腑之大主也,精神之所舍也,其脏坚固,邪弗能容也",也就是说,邪气不会轻易到达心脏的。如果万一到了,会怎样呢?"容之则伤心,心伤则神去,神去则死矣。"邪气如果在心脏停留,那么人的生命也就要结束了。"故诸邪之在于心者,皆在于心之包络。"所以才有了"心包代心受邪"之说。按今天针灸临床的实践来看,心脏发生问题时,确实更多地会从手厥阴经来进行诊治。此"心为君主,不可妄动"的观点,深受广东中山良师益友刘毅影响而成。

4. **手阳明大肠经** 上肢外侧前缘。

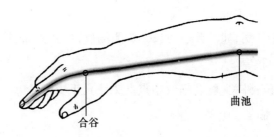

主要循行部位:食指端,虎口合谷处,阳溪穴处(拇指后两筋间凹陷处),曲池穴处(弯曲肘,肘横纹外侧端)。

主要诊治病症:①头面官窍各种病症(以口鼻为主);②疹病。

常用诊治部位:①曲池穴下方肌肉丰厚处;②虎口肌肉丰厚处。

无疾按:曲池穴下方区域(手三里穴周围)可用于判断人体上部病情轻重,适用范围非常广泛(此法出自世界针灸联合会良师益友谭源生)。凡上肢诸病,无论疼痛、麻木、无力,曲池及其下方的手三里穴,往往都是必选的大穴。对于热邪、风邪引起的出疹类疾病,瘙痒难耐,曲池也是治疗要穴。

虎口处合谷穴,大概是我们生活中最熟悉的一个穴了。它的主治范围非常广泛,除上述头面部一些常见病症外,合谷还可以用来治疗全身各种疼痛、外感发热、出疹瘙痒、汗出异常,等等。主治范围如此广泛,岂不成了无所不治的"大力丸"吗?实际上,无疾临证选用合谷的依据,多是以局部按诊有异常反应为准。虽属此穴主治病症,但合谷穴上无应者,效果通常就不会十分显著了。此"取应"思想,深受广州董氏奇穴传人左常波老师影响而成。

5. **手少阳三焦经** 上肢外侧中线。

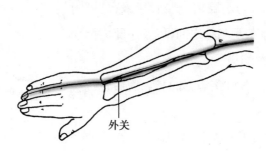

主要循行部位:无名指端,手腕阳池穴处(腕横纹上,小指后筋与无名指后筋之间凹陷处),手臂外侧中线(两骨间)。

主治病症:①耳病,如耳聋、耳鸣;②头两侧病,如偏头痛、外眼角糜烂、下颌关节疼痛;③胁肋胀痛。

常用诊治部位:外关(腕背横纹中点上 2 寸),手少阳经第一大穴。

6. **手太阳小肠经**　上肢外侧后缘。

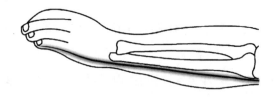

主要循行部位:小指端,赤白肉际(手掌与手背的交界线),腕尺侧大骨处,肘外侧两骨间尺神经处(俗称"麻筋")。

主要诊治病症:颈项肩背疾病,如颈椎病(头晕目眩,颈项强痛等),肩周炎(后侧病变为主者)。

常用诊治部位:腕骨-后溪附近(手掌尺侧赤白肉际处),治疗颈腰椎病要穴。

7. **足太阴脾经**　小腿内侧胫骨后缘。

主要循行部位:足大趾端,赤白肉际,内踝前,胫骨后缘。

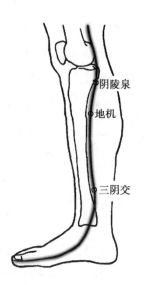

无疾按:足三阴经,尤其是足太阴脾经与足厥阴肝经的循行涉及交叉,记忆较复杂。无疾建议,从临床实用的角度,只需牢记:足太阴脾经循行于足内侧赤白肉际上,与小腿内侧胫骨后缘;足厥阴肝经循行于足大趾与足二趾之间,以及小腿内侧胫骨面上,即可将两经分开。

主要诊治病症:脾脏疾病,如腹泻、腹胀、腹痛、胃痛、呕吐等。

常用诊治部位:①阴陵泉-地机附近;②三阴交穴附近。

无疾按：脾病者，阴陵泉-地机穴一带，常可出现明显压痛；若脾虚日久，湿邪停滞者，此处常可触及结节，可大可小，可作为评价脾病轻重的标志。脾肾皆不足者，三阴交上下常可见明显压痛。此处顺便对三阴交穴作零星注解：按黄龙祥老师考证，三阴交之"三阴"本指足太阴，且位置在内踝上八寸；后世逐渐演变成，三阴交为足三阴经之交会，位置在内踝上三寸。这是学术问题，无疾不想太多纠缠。从临床观察的结果来看，三阴交穴附近，向前到足厥阴肝经，向后到足少阴肾经，经常同时出现病理反应，很少单独某经发病。治疗时，从此穴进针，通过针尖方向的调整，很容易实现对其他两经的同时调治，临床效果十分满意。

8. 足厥阴肝经　下肢内侧胫骨面上。

主要循行部位：足大趾端，足大趾与二趾之间，小腿内侧胫骨面上，内踝上八寸处向后与足太阴经交会。

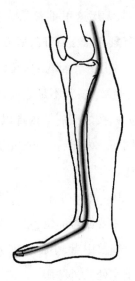

无疾按：按《灵枢·经脉》讲法，足厥阴经在内踝上八寸处转向后，不在行于胫骨面上。不过从无疾临床观察来看，一则八寸以上出现异常反应的机会本身较少，二则如果出现问题，从本经来考虑也多可获效。所以不再对此八寸之说过于拘泥，将足厥阴循行理解为胫骨面上正中，更实用一些。

主要诊治病症：①前阴疾病，如疝气、小便异常、阴茎中痛；②妇科病，如月经、白带异常；③肝脏病，凡脏腑辨证中病位在肝脏者。

常用诊治部位：①太冲穴区；②小腿内侧胫骨面上（偏下段）。

无疾按：长期肝郁气滞者，可在太冲穴处按察到结节或条索，压之疼痛。小腹前阴部疾患者，胫骨面下段压痛一般十分明显。以上诊察所得的异常点，同时也是按揉或针刺的治疗部位。

9. 足少阴肾经　下肢内侧后缘。

主要循行部位：涌泉穴处（足心前方凹陷处），内踝下方，太溪穴（内踝后），内踝后直上至膝关节。

主要诊治病症:①肾脏病,如水肿,小便异常,腰痛等;②男科病,如阳痿,早泄;③妇科病,如月经不调、不孕、滑胎等。

无疾按:实际上,肾经可以诊治疾病的范围远不止于此。上至咳嗽、气喘、咽喉干痛,下至腹胀、腹泻、便秘,肾经腧穴皆有所作为。北京针灸前辈张士杰老师,用太溪穴用到出神入化,几乎全身各部的问题,都可凭太溪穴为治,人称"张太溪"。那么作为初学者,该如何把握选穴的分寸呢? 左常波老师曾讲到一个原则,无疾这里推荐给大家,以为启发之用。**"有病必有象,有象必有应,取应必有验。"**

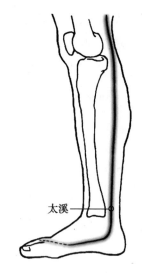

太溪

常用诊治部位:太溪穴区。

无疾按:肾不足之人,常可在太溪穴(内踝后)看到明显凹陷(较通常凹陷深且大),按之酸痛。内踝以上区域,经常与足太阴、足厥阴两经出现联动反应,三经同病。内踝后上方,也是判断肾脏病情的重要部位,肾虚者此处可见明显压痛。

10. 足阳明胃经　下肢外侧前缘(正前方)。

主要循行部位:足二趾端,足背二三趾之间,踝关节背横纹中点,小腿正前方,足三里穴处(外膝眼直下一掌宽处),外膝眼。

主要诊治病症:①头面官窍病症,如鼻干痛,口生疮;②胃肠疾病,如胃痛,呕吐,腹胀,便秘。

无疾按:相信一定会有朋友在这里出现疑问,足太阴与足阳明都可以治疗脾胃方面的问题,该如何在二者之间进行选择呢? 对此,《零起点学针灸》中已作详细说明,这里不再赘述。

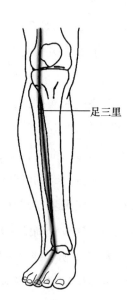

足三里

常用诊治部位:足三里下方肌肉丰厚处。

无疾按:穴是死的,还是活的? 这个有意思的问题,可以从足三里穴上得到很好的解答。按标准所定的取穴方法,足三里的位置当在外膝眼直下三寸处。但临床上我们经常可以发现,患者反映出的敏感点,可上可下,可内可外;随患者病位、病情的不同,针刺取穴也当位置有异,深浅有别。

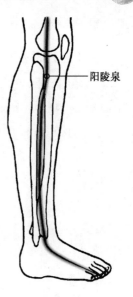

阳陵泉

11. 足少阳胆经　下肢外侧中线(侧方)。

主要循行部位:足四趾端,足四五趾之间,外踝前,小腿两侧正中,阳陵泉穴处(小腿膝外大骨前下方)。

主要诊治病症:①胁肋胀痛;②肝胆病,脏腑辨证病位在肝胆者。

常用诊治部位:阳陵泉,足少阳经第一大穴。

12. 足太阳膀胱经　下肢外侧后缘(正后方)。

主要循行部位:足小趾端,赤白肉际,昆仑穴处(外踝后),小腿正后方,委中穴处(腘横纹中点)。

主要诊治病症:①身体后方病症——头痛、项背痛、腰腿痛;②小便异常;③痔疮。

无疾按:足太阳经与身体后部的关系最为密切,常作为诊治颈腰椎病的主要经脉。

常用诊治部位:①委中穴下方;②承山穴周围(小腿后方正中)。

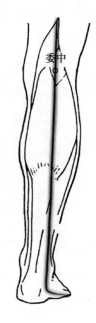

委中

无疾按:今天社会发展的巨大压力,分摊给每个人,让颈腰椎病这样的老年病,早早地就发生在青年人,甚至是少年人的身上。足太阳经也就因此而显得重要非常。以无疾临床所见,现代人多在足太阳经上述两个区域内出现疼痛,对此区域的针灸按摩治疗,可以有效缓解颈腰椎病痛苦。

思考

1. 关于经脉的实质,你怎么看?

2. 针刺足三里治疗胃病,是通过怎样的机理实现的?

3. 十二经脉中,你对哪条经的印象最深?为什么?

4. 十二经脉在四肢肘膝关节以下部分如江河,其功用大体如本讲所述。那么入海后的经脉(肘膝关节以上,及躯干部分),在诊治疾病方面,可能会有怎样的变化呢?

针灸奇效之谜Ⅱ——经络辨治

　　针灸是以"帝道"的方式来帮助人体的。以针灸治病，其实并未向体内派驻一兵一卒。能赖以为治者，一曰"治神"，二曰"调气"。神贵宁，气贵行。神乱不治则举国昏愦无度，气滞不行则政令难施，地方作乱。治神之要，在养精血而安神志，尚理三阴；调气之要，在复气血周行之机，须调十二脉。如此神气动静为生之大要，针灸明乎此，堪为帝道。

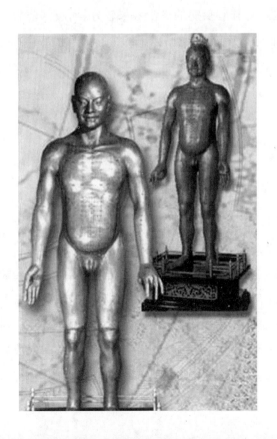

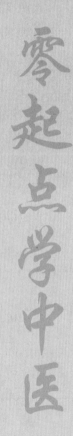

零起点学中医

十二经脉像十二条江河,发端于四肢末端,流至肘膝关节即汇流入海。那么入海后的经脉,在诊治疾病方面,会有怎样的变化呢?

上一章中,我们了解了分布于四肢末端的十二经脉用以诊治疾病的原理与基本方法。其实人体内,还有比四肢筋肉更为重要的部位——躯干。胸腹腰背部,直接与体内的五脏六腑相接壤;这些部位的腧穴,同样具有诊断和治疗疾病的功用。那么这些腧穴诊治疾病的规律又是怎样? 与十二经脉有着怎样的异同呢?

海在形态上与江河不同,在性质上也与之有异。简单地说,**江河之性,更重视上下游之间的联系;海洋之性,更强调同区域内的协调一致。**举例来说,上游水源受到污染,下游的水质必然不纯;下游水行受阻,上游的河水就容易泛滥。海则不同,东海有东海的水质特点,南海有南海的石油矿产,再远到大西洋、北冰洋,差异就更加显著。

人体内的经络也是同样的道理。四肢部肘膝关节以下,十二经脉与五脏六腑、头面官窍之间形成的是上下游的关系;而躯干部则更多地表现为局部诊治方面的共性,如胸部前后腧穴对肺心疾病的诊治效果较好,而腹部前后的腧穴则更多地体现了对胃肠肝胆的诊疗价值,肚脐以下的少腹部与腰部腧穴则是常用于诊治肾、膀胱疾病,以及妇科的多种病症。以下无疾继续向大家介绍胸、腹、背部最常用到的一些腧穴。

一、胸部要穴

膻中

定位:两乳头连线中点处(女性仰卧位取)。

功用:诊治肺脏疾病要穴。

无疾按:膻中穴被称为"气会",位居胸部正中,对胸部器官,尤其是肺脏的疾病,如咳嗽、喘、胸闷等,都有很好的诊治作用。临床所见的咳喘患者,无论得病久暂(慢性病患者尤其显著),往往可以在膻中穴处发现明显压痛点。对该穴的针刺、按揉,也常常可以起到很好的缓解症状,治疗疾病的作用。宋代针灸大家王执中,在名著《针灸资生经》中有提到一则医案,即是单凭此穴来治疗的。

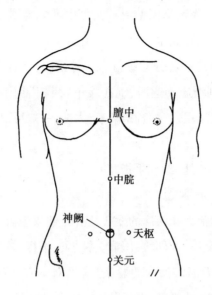

"有男子忽气出不绝声,病数日矣。以手按其膻中穴而应。微以冷针频频刺之而愈。"所谓"应",这里主要指压痛;"冷针"即是今天最常用的毫针。

除用治肺脏疾病外,本穴对女性出现的乳腺增生也可起到很好的治疗作用。其理仍在于,乳腺增生与痰瘀有关,但与气滞的关系更为紧密。膻中穴最善治气,又正处两乳之间,故能起效。不过治疗前,还是离不开诊断的步骤,即如王氏医案中所讲"以手按其膻中穴而应",有"应",则表示此处为藏邪之所,针灸按之则有效;无应,则效不可期。

胸部腧穴由于与心肺距离较近,针刺不当很容易造成事故,所以今天临床一般较少选用。而膻中穴则不然,此穴下方正是胸骨所在,针刺操作十分安全。胸部其他腧穴,无疾这里就不再介绍了。

二、腹部要穴

1. 中脘

定位:肚脐与胸剑联合(俗称"心口窝"处)连线的中点处。

功用:诊治胃肠病之要穴。

无疾按:此穴位于上腹部之正中,胃肠出现疾病时,常常可在此处出现异常反应,如硬块、压痛等。无疾临床见到不少女性朋友,经常在中脘穴上下出现硬块。严重者可大如鸭蛋,硬如木板,且常随情绪变化减轻或加重。针刺中脘时,也可感到针尖如刺钢板一般,分寸难行。这种情况,通常多是在腹中有一寒痰互结形成的"核",遇到情志不遂时,气在腹中"痰核"周围大量聚集不化所致。针刺中脘穴,及小腿足三里穴,配合阳陵泉、太冲,一般可以得到缓解。

2. 天枢

定位:肚脐两侧二寸处(约三手指宽)。

功用:诊治肠腑疾病要穴。

无疾按:天枢是诊治大肠疾病的要穴,腹泻、便秘患者,无论急性慢性,多可在本穴附近找到异常反应,如硬块、压痛。针、灸、按揉,皆可用来治疗。由于下文中还要介绍一则用天枢穴治疗的验案,这里对本穴的应用方面不作过多讲解,主要分析天枢穴起效的机理,再回顾一下针灸治病的道理所在。

腹泻与便秘的主要病位都在大肠,却是两种性质相反的病症:前者是排便太过,后者是排便不及。但用针灸方法治疗疾病时,却都可以用天枢穴来实现,道理何在呢?

首先还是回味一个最基本的观点:**人体是充满智慧的生命体。一般来说,人体不会主动做出对自己不利的事**。人体对外界刺激所做出的各种反应,都是出于对自身的一种保护。举例来说:手遇到滚烫的水会立刻拿开,是为了避免发生更严重的烫伤;吃了不干净或有毒的食物会呕吐、腹泻,是为了避免这些有毒的物质留在体内造成更大的伤害;肺脏感受寒邪会出现咳嗽,是为了尽快地将邪气排出体外,恢复肺脏的生理功能;人体器官组织受到损害会出现疼痛,是为了提醒人体注意,不要让伤害继续加重。

但人体的力量是有限的。有时只靠人体自身的抗病能力,无法将病邪完全驱逐出去;尤其是对于体质偏虚的朋友。这时上述的"人体智慧表现",往往就成了一种让人头痛的病症,如长期的咳嗽、腹泻、缠绵难愈的各种疼痛。这时,就需要一些外界的力量,来帮助人体早日渡过难关了。不同的医学体系对人体,对疾病都有着各自不同的理解,又以自己不同的方式来帮助人体摆脱疾患。

西医是以"霸道"的方式来帮助人体的。譬如两军巷战打响之际,我军以核弹投入街巷之中,一时间敌我皆损,灰飞烟灭,万物归空。战后,人体再从一片瓦砾中站起,逐步开展国家建设,恢复生产生活。不过核武终归不应作为常规战的首选武器。

中医是以"王道"的方式来帮助人体的。外有强敌入侵时,则派遣海(利小便)、陆(通大便)、空(发汗解表)三军,驱逐邪气,速战速决;内生不肖,则备有一盆凉水以令清醒(寒以清热),一盆炭火以暖其心(热以散寒),一队交警以疏导拥堵(行气活血),一队子弟兵以填海屯田(燥湿化痰);外内平息,国力不济时,又以无为之治以休养生息(养阴血),鼓动士气以谋求发展(益阳气)。诸般治法,外有廉颇平定四夷,内有相如治理国政,如此将相合璧,方成王道之法。

针灸是以"帝道"的方式来帮助人体的。以针灸治病,其实并未向体内派驻一兵一卒。能赖以为治者,一曰"治神",二曰"调气"。神贵宁,气贵行。神乱不治则举国昏愦无度,气滞不行则政令难施,地方作乱。治神之要,在养精血而安神志,尚理三阴;调气之要,在复气血周行之机,须调十二脉。如此神气动静为生之大要,针灸明乎此,堪为帝道。

具体到针灸治病之理,又与上文所讲人体自身的智慧密不可分。人体是自然界至为精妙的杰作,自然之道在和谐,和谐之法在阴平阳秘,阴阳之要在中正平衡,中平之意在于自稳。人体的自稳性,正是很多疾病可以自愈的道理所在。疾病发生时,大则出现全局性的神病,小则出现地方性的气病,自稳之机受到约束。医以微针治其神,调其气,譬如累卵之危得以化解,摧城之险得以排除。自稳之机得复,则疾病可除。故针灸治病的原理在于,**激活人体的自稳机制,继而机体展开以阴平阳秘为目标的自我修复过程。**

回过头来,再看天枢。天枢位列肠腑之上,又处脐之两侧,是肠腑气机升降之枢纽。古人以六腑象天,五脏象地,此穴故有"天枢"之名。针灸此穴,最善理肠腑气机。肠腑运行疾患,无论太过之泻(实下降有余,上升不足),与不及之秘(实上升有余,下降不足),都是在肠腑之地出现的"气结"。欲解此结,天枢即为正法。再合以阳明经之"应"处,则结多可解矣。

3. 关元、气海

两穴位置相近,功效有类,故合并来讲。

定位:关元在脐下三寸(一掌宽)处,气海在肚脐与关元的中点。

功用:补气要穴。

　　无疾按：两穴位居脐下，历来被医家、道家所重视。从中医的角度看，背为阳，腹为阴，小腹脐下更属阴中之阴。不过，如此至阴之处，也正是新生命孕育成长的地方。换句话说，小腹部是一个蕴含着无限生机的地方，生机即阳气。所以，在气海、关元处施行针刺、艾灸，就可以产生激发、鼓舞人体阳气的作用。这一点，与肾气丸八分地黄中，加入一分桂、附温阳，能令肾气缓生，理颇相通。

三、背部要穴

　　与胸腹部的腧穴相比，背部腧穴的诊治作用，与部位及穴名的相关性要更加明显。针灸腧穴学中，对背部每个部位所对应的脏腑都有明确的记述。不过具体内容涉及一些比较复杂的计数方法，初学者不便掌握。无疾这里仅就对于诊治疾病最为重要的五脏背俞穴给予介绍。

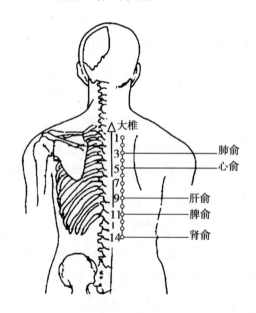

　　三五七，肺心膈；九一四，肝脾肾。

　　这些就是诊治五脏疾病的关键腧穴所在。中医对背部腧穴的定位，是借助脊椎棘突（即后背正中的一个个凸起的骨头）来完成的。从大椎（即第七颈椎，低头时项部所见最凸起的高骨处）以下开始计算，大椎下依次为第一椎、第二椎……直至第二十一椎。口诀中所讲的"三五七，九一四"，即指第三椎、五椎、七椎、九椎、十一椎和十四椎。这些椎骨下的两侧,就分别用来诊治肺脏、心脏、膈、肝脏、脾脏、肾脏的疾病。实践中为了便于确定椎数,又可以借助两个明显的标志:一是后背肩胛骨之下角(嘱患者活动上肢,即可明显见到肩胛下角所在);一是髂前上棘(即胯骨两侧最高点处)。肩胛下角与第七椎在同一水平,髂前上棘与第十六椎在同一水平。

以上内容看似较为复杂,爱好者朋友在操作过程中,可先在脊柱两侧做按压,发现异常点,再对照上面解说,或参考腧穴图谱,即可轻松作出判断:病在何脏?如何调治?举例来说,长期肝郁,情志不舒的患者,很容易在肝俞、脾俞两处出现压痛。细细揣摩,肝俞穴下方还常可以摸到粗细、软硬不同的条索。此时针灸、按揉肝俞、脾俞,以及小腿内侧的足太阴与足厥阴两条经脉上的异常反应点,就可以看到不错的效果了。

四、针灸医案解读

以上是承接上章内容,继续探讨经络原理。实践中,该如何把握这些道理,来判断病位何在,是虚是实呢?如何确立治疗方法,选择恰当的腧穴、针具进行治疗呢?下面无疾以几则医案为例,由浅入深,向大家展示用针灸方法诊治疾病的基本思路。

案1(无疾自治案) 2008年夏,一天清晨,无疾起床后忽感足底不适。原来一夜时间,左足心涌泉穴内侧靠近足大趾处骤起一水疱,如花生米大小,局部皮肤绷紧,胀痛甚,行走不便。循经上按,在小腿内侧中部足太阴与足少阴经之间,有一明显硬结,按之胀痛。乃以1.5寸毫针,与硬结上下通导,再以皮内针一枚,刺入局部埋针。针后,局部疼痛明显缓解。傍晚时水疱已塌陷,次日清晨水疱完全消失。

无疾按:此例属典型的经络辨治验案。西医看来,此当属真菌感染类疾病,治疗当以抗生素类对抗,以杀灭病菌。但此病初起,邪势较猛,又尚未糜溃;外用药则无用武之地,内服药则效缓难耐。按中药治疗思路,此湿邪下趋,法当渗利。但药物作用于全身,对此局部迅猛之邪,的确欲速而不达。如果此时心中怀有对经络的一点印象,尝试从经络角度去认识此病,就可以很轻松的获效了。

　　首先天在长夏,湿气当令。人受气于天地,与天地之气时时相通。且无疾体质偏于气阴皆不足,内有湿象。今外内湿邪相感,因成此疾。湿性重浊趋下,所谓"水往低处流"。人体从而因势利导,希望将水湿邪气从足排出。但外内之湿合而力大,正气不足以将湿邪完全排出体外,邪至中途而止,水湿停聚,滞留经脉。邪气不出,将藏身何处呢? 实践表明,何处不足,邪气就会流向何处。所谓"邪之所凑,其气必虚"。无疾平素脾肾即有不足象,今邪趋之处,正在两经间,恰与病机相合。循经上求,两经间得触硬结,即是江河壅闭之症结所在。至此则诊断已明。

　　正气本欲驱邪外出,只因邪气稽留经脉而成结聚之势,方致邪留不去。故治疗之法,重在以针疏导,决口泄洪。只需将结聚打开,恢复河道通畅,正气即可推动邪气外出,一泻千里。另,泄洪排邪看似简单,其实同样是一个系统工程。解结之后,若能辅以皮内微针,缓缓助正推动之力,方可速收全功。

　　案 2　付某,女,42 岁。2005 年之盛夏,患者与无疾一起坐火车前往内蒙古公干。由于在北京感受暑湿邪气,患者凌晨突发急性胃肠炎,腹中绞痛,腹泻不止,呕吐数次。天微明时唤起无疾为之诊治。诊见面色倦怠,乏力懒言,舌苔有黄腻象。此病在肠腑,经属阳明,暑湿为患,亟当驱邪宁正。沿足三里穴以下按循,在上巨虚穴附近得一明显压痛点,刺之。再于腹部肚脐两侧之天枢穴行针,患者自己的感觉是,针下呈线状向下放射,腹痛立止。留针五分钟。针后患者又行腹泻呕吐各一次,即止。火车后还须 8 小时左右汽车路程,起伏颠簸较甚。无疾间以手指按压患者内关穴,一路平安无事。

　　无疾按:案 1 为典型的经脉病,毫针善调经脉之气,对此类病症自然疗效显著。实际上,对于脏腑病症,针刺的效果同样可以十分满意,比如此急性胃肠腑病例。由于发生在特殊的环境中(火车上),手边无药,更显针刺疗法便捷的优势。

　　此例案中,湿热之邪困厄胃肠。邪气为患,正气即欲逐邪外出,故而上吐下泻。但所感邪气来势较猛,一次吐泻尚无法完全达到逐邪目的,故见反复再三。现在的问题是,邪气几经吐泻,已经衰其大半。但正气在逐邪过程中,同样经受了较大的损耗。这些英勇的战士,一心奋力抗邪,却忽视了自身的安危。因为吐泻的过程,并不仅是单纯的逐邪。湿热之邪委身于人体水谷津液之中,逐邪必然导致大量阴津的损失；同时，要驱逐盘踞体内的邪气，必然要消耗大量的气。

当正气大虚之时，又经常会发生一种变化：正气变得异常敏感。譬如一个人屡次受到他人的攻击，伤痕累累。出于对自身安全的保护，此后这人对敌人的警惕性会异常提高，稍有风吹草动，马上全副武装来备战，甚至会出现一些过激的举动。这种现象出现在急性胃肠病患者身上，就是吐泻不止。这种现象的发生，实际上是神病的一种表现。此时最需要的，只是有朋友站在身边，轻轻地拍下肩膀，说一声：兄弟，太累了，歇一歇，放松下吧。

当此之时，医生面对的问题有二：**一是驱逐未尽之邪，二是安抚过劳之正。**针足阳明之应与天枢穴，其旨即在解胃肠之结，抚胃肠之正。

按当前公众对于针灸的认识，针灸最擅长的，不过是医治中风后的偏瘫，及面瘫口眼歪斜。再深入了解一些，会认为针刺取效很快，对于一些急性病症，如上面两则医案中提到的，或可起到立竿见影的效果，尤其是对于一些急性疼痛性疾病。那么对于慢性顽固性的病症，针刺的疗效又会怎样呢？

案3 王某，女，33岁。产后腰痛8年。经西医妇科检查，诊为盆腔炎。屡经中药、针灸治疗，疗效不理想。无疾诊时见：腰骶部正中酸痛，压痛明显。腰痛晨起时最重，自感僵硬，翻身困难，弯腰困难，行走困难。腰部喜温喜按，艾灸后觉舒适。白带量多，混浊不清，气味不甚。大便长期不成形。夜尿2~3次。夜寐可，食欲可，月经常后期三四日，有血块。舌淡，苔薄白，有齿痕。

无疾按：此例病情比较复杂，虚实兼备。脾肾阳气不足，下焦又有湿邪为患。以温健脾肾，利湿活血方药治疗数月，有效但始终无法满意。改以针灸治疗后，医生皆以病位在腰，直属督脉与足太阳经，关乎足少阴经。从此三经考虑，每取穴肾俞、委中、太溪及局部阿是穴等，针后疼痛即减轻，但不数日病情依旧。后再经针刀、膏药外敷、刺血、艾灸等方法治疗，收效皆不满意。无疾这里提示一点：在诊治一些病情相对复杂的疾病时，应用经络理论进行辨证，不能把眼睛严格地局限在经络循行的框架内。人体是一个整体，一个脏腑的问题，可以影响到其他的脏腑；一条经脉的病症，也可以造成其他经脉的病症。继续讲此案的诊治过程。

鉴于此例患者病程较长，病情较为复杂，无疾对患者十二经脉（如上章所讲的部分)进行全面的按压检查(可谓之经脉体检法)。经查,患者出现疼痛最明显的部位在足三阴经和手太阴经。足三阴中,尤以足太阴为甚。结合患者表现的各种临床症状:腹泻、夜尿频,舌淡,有齿痕,此患者证属比较典型的脾肾阳虚。正气亏损,寒湿邪气长期稽留体内,气血壅滞,而成此患。此时治疗,尤其需要注意的,是对正气的扶助。

故以补中益气丸与艾附暖宫丸二药,日服两次以培补正气之根基。同时于阴陵泉、三阴交、足三里、气海、关元等穴处行针刺补法;腹上中脘、天枢等穴见硬结处针刺以通达肠腑;对足太阴经脉硬结处通行疏导以利邪;并于腕骨穴、中渚穴、合谷穴等处一边针刺,一边嘱患者活动腰部,令人体在运动中完成自我调整,以令正气复位,而腰间邪气无处容身。经针三次后,患者腰痛即大减,自诉晨起腰痛若失,活动自如。

在用针灸治病的过程中,还会涉及一个很重要的问题,就是关于辨证体系。无疾前面从四诊到辨证,以及后面的中药、方剂和医案部分,都是以脏腑辨证的思路从一贯穿而成的。到了针灸部分,大家如果留心,或许会发现一些变化。这里强调的,往往不是患者病症是虚在气还是血? 是寒邪停聚,还是湿邪不化? 取而代之者,是病在何经。

针灸辨证体系的问题,是无疾自读大学起,一直感到十分困惑的一个问题。课本上所讲的辨证方法,似乎与中医脏腑辨证无异。但临床所见,针灸医生在诊治疾病时,却很少有按照这种思路来操作的。针灸理论与实践的脱节,问题从何而来呢? 究竟要怎样一种辨证方法,才能对针灸临床发挥切实的指导意义呢? 下面是无疾对既往一则病例作的详细分析,对照了经络辨证与脏腑辨证两种不同的方法。涉及内容专业性较强,读到此案的各位朋友,不妨据己之所需,拿来主义。

案4　李某,女,50岁。主诉:舌痛10年。现病史:1996年开始,自觉舌尖疼痛,至夜及安静时加重。当时未予重视。近3年来,舌痛逐渐加重,位置走串不定,影响睡眠。经北京某医院诊断为"灼口综合征",与止痛喷剂,疼痛暂时缓解,但停药即作。后经中药治疗,未见明显好转。既往史:无糖尿病、高血压等病史。83年生产后,曾患下肢静脉炎,经中药治疗痊愈。

刻下症见:舌烧灼样疼痛,舌尖尤甚,舌体、颊内侧、上颌部走串样疼痛;疼痛在安静时及夜间加重,严重影响睡眠;疼痛得饮食可缓解。患者身体偏胖,性急易怒。饮食可,大便不成形,时间不规律,可一日数次,或数日一次,夜寐不安。目干涩,耳鸣。脉两关上滑,尺沉。舌淡白,苔白腻,舌尖部略红,未见糜烂及出血点。

以下试从经络辨证和脏腑辨证两个角度,对上述病例进行分析:

1. **经络辨证分析** 将《内经》中涉及的所有与舌相关的经络内容总结后发现,与舌发生联系的经络包括:足太阴经,足少阴经和手少阴络三条经络。三者在循行方面与舌的联系,按《灵枢·经脉》篇原文记载如下:足太阴经"上膈,挟咽,连舌本,散舌下";足少阴经"循喉咙,挟舌本";手少阴络"循经入于心中,系舌本,属目系"。从三条经文的记载来看,足太阴经直接与舌本相连,散布于舌下,与舌的关系最为密切;足少阴经主要分布在舌的两侧;以上两条经脉的主干均止于舌。手少阴络则是在循行过程中联系到舌,止点在于目系。

接下来,在主病方面:足太阴经"是动则病舌本强……""所生病者,舌本痛";足少阴经"所生病者,口热舌干,咽肿上气";手少阴络主病"其实则支膈,虚则不能言"。分析三条经文可以发现:足太阴经所主的与舌相关的病症,与经络循行的关系十分密切,主要体现在舌本自身的病变;足少阴经所主病症,则与肾脏有着比较密切的联系;而手少阴络主病更趋向于舌在发音方面的异常。

综合比较足太阴经、足少阴经和手少阴络三条经络在循行和主病方面的记载,我们可以得出结论,对于此例患者出现的舌痛,在经络方面当属足太阴经证。即此例患者的病位在足太阴经。

关于辨识病性虚实的问题,《灵枢·卫气》为我们提供了理论上的依据。该篇在论述十二经标本后提出:"凡候此者,下虚则厥,下盛则热,上虚则眩,上盛则热痛。"本例舌痛其病位在上,病性属于第四种"热痛"。因此,该病症当属实证。

综上,我们可以得出对本例病症的经络辨证结果,即:病位在足太阴经,病性为实。根据辨证结果,我们可以确定治疗过程中的选穴和手法。

根据《灵枢·卫气》篇中对足太阴经标本的论述"足太阴之本,在中封前上四寸之中,标在背腧与舌本也。"表示舌本发生的疾病,其治疗当选足太阴之本穴"中封前上四寸之中"(即今之三阴交穴)为主穴治疗。据此拟定针灸处方:主穴:三阴交,配穴:脾俞。针刺手法:泻法。

以上病例的诊治过程,大致体现了经络辨证的基本步骤,即:①列出与病变局部有关的所有经络;②辨识疾病病位在于何经;③判断病性虚实;④确立临床选穴方案和针刺手法。

进一步分析上述步骤可以发现：①以《内经》原文为依据，列出与病变局部有关的所有经络，是辨经选穴的基础；②辨经的过程，需要依赖于对经络循行、主治的综合分析和判断；③选穴的依据，需要建立在《内经》中确立的多套治疗体系的灵活运用基础上；④病性的判定，直接影响刺法；而病性判定的依据，除需根据病症特点外，还与医生的手下感有着密不可分的关系，使得在理论上探讨病性的问题显得比较复杂。

2. **脏腑辨证分析**　综合考虑主症、兼症来判断病位病性。从舌痛的部位来看，"舌烧痛，舌尖尤甚，舌尖部略红。"病位主要在心；另存在"大便不成形"，"性急易怒，目干涩"以及"耳鸣，尺沉"，说明病位还涉及了脾、肝和肾三脏。

从舌痛的性质来看：舌烧痛是热象，但疼痛并非持续不减，而是以安静时为著，得饮食可缓解。由此可知，本例舌痛因虚而起。另从一些兼症表现包括："大便不成形，时间不规律，可一日数次，或数日一次"，"目干涩"，可以看到，患者存在气血两方面的亏虚。此外，"身体偏胖，苔白腻，脉两关上滑"，表明患者体内还有湿邪内滞的征象。

综合考虑病位病性，可以得出，以脏腑辨证方法分析，此例患者当属：心肝血虚，脾肾气虚，兼有湿证。

从上述两种不同的辨证方法中可以看出：面对完全相同的病症，采用两种不同的辨证体系来分析，可以得出完全不同的对病位和病性的认识：按经络辨证，则病位在足太阴经，病性属实；按脏腑辨证，则病位在心，涉及脾肝肾，病性属虚。相比而言，经络辨证的结果，对针灸方法的使用具有更强的指导意义；而脏腑辨证的结果，无疑对中药疗法更具针对性。

思考

1. 针灸临床强调取"应"，如何理解？

2. 在治病原理上，针灸、中医和西医各自的特点是什么？

3. 结合自己或家人的实际问题，判断一下病变经脉所在，继而亲自在该经脉上尝试按察一下吧。

再识中医

对实践的强调，再多也不为过。实践，一方面是多观察舌象、面色，多体会脉象等，这些实践性很强的诊断技能；另一方面，则是要多读医案，以练习的形式，加强自己分析病症，判断病情和解决问题的能力。还是那句话：知识可以学习，能力只能练习，感觉唯有体验。

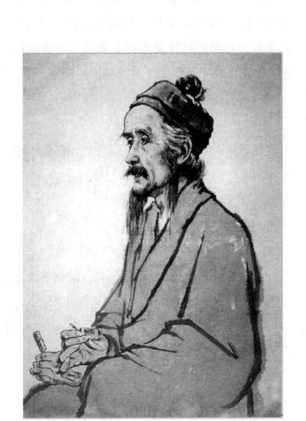

中医入门的基本思想、方法和知识,在前面已经比较系统地给大家介绍过了。本次讲稿中不再重复,仅就学习过程中可能遇到的一些问题,提出来与大家共同思考。

一、学贵有恒

北京新东方,是无疾很敬慕的一家私立学校。除了精英的团队,广阔的平台,新东方最令人感动的,是他所推崇的一种精神:坚持不懈,奋斗不已。以至于一些朋友参加新东方的英语学习,备考托福、GRE,并非单纯为了学习和考试,更是为了感受这样一种精神。

2008年热播的电视剧《士兵突击》,让许三多这个看上去平淡无奇的小人物,成了民众心目中的英雄。许身上时时迸发出来的两点精神,无疑是最终成就自己的关键:一是做有意义的事,二就是不抛弃,不放弃,持之以恒。

其实做任何事都是一样,贵在有恒。无疾在带学生、授课的过程中,经常发现这样一种现象:听一听,激动;想一想,感动;但一直没有任何行动(余世维语)。这次办讲座过程中,此类现象也是同样屡见不鲜。无疾每次讲稿布置的所谓作业(思考题),其实也是希望给出一个价值评判的标准。**坚持一下,再多走一步,就可以得到更多的收获**;一旦停歇下来,后面所有的景色,就再也无缘欣赏了。

对于中医的爱好者和初学者朋友,无疾相信自己有能力让大家看到中医大门的方向,指出条条路线以供参考;然而,路,终归要靠自己走过来的。

二、通经致用

儒家非常重视对经典《四书五经》的修习。修习的目的,并不是为了讲出多么完美的理论,标榜多么崇高的道德,而是为了实用,为了指导今天的生活,即所谓"通经以致用"。为政之学尚且如此,医学与每一个人的生活都息息相关,学习中医的目的,就更加是为了实用。

理论学习与实践学习的关系,前面已经反复讲过。但教学实践表明:对实践的强调,再多也不为过。实践,一方面是多观察舌象、面色,多体会脉象等这些实践性很强的诊断技能;另一方面,则是要多读医案,以练习的形式,增加自己分析病症,判断病情和解决问题的能力。还是那句话:**知识可以学习,能力只能练习。**太多的方法与意义,前面已经讲过。无疾这里最后一次提示,**凡有心认真学习中医的朋友,一定要重视医案。**详细内容,请重温医案解读一章。

三、三 医 并 重

前一章中对照了西医、中医和针灸对疾病的不同认识,以及不同治病思路。这里对三者的优势与不足再作些粗陋的评述。

今天的世界是一个科学化的世界。医学领域中,西医学无疑被认作科学的化身,统领着整个医学界。而中医,由于脸上刺有所谓的"疗效不确切""可重复性差"等诸多"不科学"的墨迹,不但为西医所不齿,公众所不屑,连很多中医业内人士也颇感自惭形秽,无地自容。中医尚且如此,针灸就更不值一提了。中医尚分科作内外妇儿,还没听说哪家医院有区分针灸内科、针灸外科、针灸五官科的;更多的是中医院挂着针灸科的招牌,干的却是神经内科的工作。好不令人痛心疾首。

近两年来,中医保健市场的兴起,涌现出一批针灸推拿方面的实战型人才。是好事,因为唤醒了大家对人体自身智慧的认识;但还不够,因为一种优秀的诊治方法,针灸,还远没有引起大多数人足够的注意。无疾可以非常负责任地讲:针灸可以解决的病症,远不止于中风、面瘫、颈肩腰腿痛,这可怜巴巴的几种。从内科常见的咳嗽、喘、腹痛、便秘、腹泻,失眠、胸痹,到皮外科的痘疹、痈肿、疖疮,再到妇科的慢性炎症、月经不调、胎位不正,以及五官科的近视、青光眼,突发耳聋、鼻血、口腔溃疡、牙痛、咽喉肿痛,等等,无一不能见到针灸卓著的疗效。与其他疗法相比,针灸的优势有以下几个方面:

1. 收效更快。针灸直接针对发生病变的经脉进行治疗,与药物疗法先经消化吸收,再血液运送到局部的口服药模式相比,起效十分快捷。尤其对于多种疼痛性疾病,针灸可以在很短的时间内解除病痛,其疗效确有不凡之处,颇令人满意。

2. 损害更小。西药的毒性,中药的偏性,都是药物疗法无法避免的弊端。针灸则不同。由于起效的机理不依赖于外界的资助,全赖人体自身的修复能力;而人体通常不会做出有损于自身健康的行为。这就确保了针灸疗法安全、良性调节的基调。

不过,**针灸也并非百病皆治的万应疗法**,有些情况下,针灸的方法就不适宜作为首选的治疗方案,比如:①身体过于虚弱。由于治疗疾病依靠的主要是人体自身的愈病能力,而不是从外界补充其他的力量。如果患者正气严重不足,难以为针灸调动,发挥治疗作用时,来自外界的扶助力量就显得不可或缺了。《内经》有云:阴阳俱不足者,当调之以甘药。②严重感染性疾病。如果外邪大量入侵,单靠人体正气驱邪,难度较大。就需要中药通过发汗、攻下等方法,帮助正气,驱除邪气。

再来看中药疗法。经过几千年的经验积累,中药疗法已经发展成为中医学最为重要的治疗方法。其优势也是显而易见的:将自然界中千万种事物分门别类,考察其性,求验于人,以备医用。如是则集天地万物之力,借以助人祛疾,其功力岂容小觑?

但中药疗法同样有一些问题,比如:**万物皆有偏,有偏才有用,有偏必有弊**。如果疾病之性属湿邪,法当治以燥利之药;但患者同时兼有阴血不足,又需滋阴养血。此时用药就就会出现相互掣肘之弊。针灸或西药,都不存在这方面的问题。再如,中药大多需要煎煮口服的方式来起效,但对于局部问题比较明显者,其疗效常有不尽如人意之时。此时轻者用针,重者手术的效果通常会更好些。

最后看下西医。前面似乎一直在讲西医的不足。实际上,西医学是伴随现代科学发展起来的新兴医学。与传统医学相比,西医学确有不可比拟的优势。举例来说,注重对病因病机的研究,只要机理明确,往往可以发现或发明针对性很强的药物,获得立竿见影的明确疗效;外科手术的迅猛发展,为一些局部病变提供了精准、快捷,甚至根治的治疗手段。至于西医学的某些问题,前面章节中已有较多涉及,这里就不再强调了。

总而言之,三类医学体系各有千秋,但其有功于人类健康这一事实却是毋庸置疑的。三者在医学上的地位,也应该是并重,而不该是当下的西医学一枝独秀,其余二者惨淡经营。或许有一天,科学头上的光环褪尽,重返它应有的位置时,三医并重的时代才会真正到来吧。毕竟,**人,可以为真理而活,更可以为生活而活**。

另有一个问题,不少同学和朋友都曾问起无疾:关于中西医结合,如何认识? 前景怎样?

无疾也曾年少轻狂,认为民国时期中西医汇通派的一些主张,比如张锡纯用生石膏+阿司匹林来退热,只是在"术"的层面对中西医做了一些结合的尝试。中西医理论结合的伟大使命,需要在我们这一代最后完成。时至今日,回想当年,不禁觉得当初的想法实有些幼稚可笑。结合的初衷是好的,但这愿望,有一点是违背了自然之道的,那就是苛求统一。

天地得以化生万物,万物得以和谐共处,关键就是自然本身没有苛求一致。花草树木各有各的形质姿态,鸟兽虫鱼各有各的喜乐性情。自然不会按照"人类-动物-植物"之类的顺序来排定座次,区分优劣;而是提供了公开公正的平台,让每一位成员尽放异彩。

记不清哪位先哲曾讲过一个比喻:牛善耕种,马善驰骋。如果把牛和马结合在一起,岂不是又能耕种,又能驰骋了吗? 也或者既不能耕种,又不能驰骋了,也未可知。中西医也是一样。自然界化生某物,就有某物之用。人为的强行统一,难免自食苦果。

人类需要的不是用一种统一的医疗方法来包治百病,而是有多种丰富的治疗手段各显神通。试问一句:假如某种药物治疗某病的效果非常好,当前能达到80%的治愈率,被临床医生视为灵丹妙药;那么剩下的20%的患者该怎么办呢? 假如有一天,这种药的疗效下降到50%,甚至30%,又该怎么办呢? 抗生素就是一个典型的例子。当年的万应灵丹,今天却已失去了昔日的光彩。

结论:**中西医不要结合,要并重**。但这又引申出一个话题,也是前些日无疾与朋友谈起的:医学固然可以并重,但作为一名医生,又该如何把握几种不同的医学体系呢?

当前临床中医师的观点大体有这样几种:①见到病人,先上西药,因为思路相对简单;治不好时,再考虑一下中医;或者只有在患者强烈要求的情况下,才考虑用中医。②见到病人,不需要考虑中西医,感觉哪种合适,哪种更有把握,就用哪种。③见到病人,完全不考虑西医思路,用纯粹的中医思路进行诊治,即所谓的铁杆中医。

无疾曾经在后两者间动摇不定,但最终还是落脚在第三种上。今天观念的定型,关键在于一点认识:人生需要信仰。科学可以作为信仰,但信仰科学或许会给人类带来一些灾难性的打击,譬如二战之纳粹医生。根源就是,**科学可以帮助我们炼就一双火眼金睛以判别真伪,却无法为我们的生活幸福带来善恶美丑的标准**。中医学中深深蕴含着的中国传统文化,却可以实现。

给希求汇通中西的朋友提几个小小的问题来思考:如果投入相同的精力,你的中医水平会比一位纯中医更高吗?你的西医能力会比一位纯西医更强吗?你是否认可这一种说法:在中医生里我的西医能力最强;在西医生中我的中医水平最高?

当然,无疾绝不排斥中医学院教育中,基本的西医知识的学习;以及临床过程中用必要的西医手段来治疗。毕竟"人之所病,病疾多;而医之所病,病道少。"多几种治疗手段,永远不是坏事;能把握主次就好。

四、漫话门派

中医学术的繁荣,有赖百家争鸣。而中医百家的发展,有赖于中医门派的繁荣。这一点并不仅限于中医学,哪一种传统技艺、学问的发展不是先有门派的层出不穷呢?文有婉约豪放,武有少林武当,经有古文今文,医有经方时方。

其实又岂止是传统文化,世界各国各学科的发展,有哪个能与门派无关呢?当今科学界的顶级奖项诺贝尔奖,其获奖者经常是出自同一家学院,同一个实验室;某位老师所带的学生,在某领域取得成就的机会要比其他人大的多。这些是否也可归为门派所为呢?

无端的排斥门派,强求统一,是漠视中医自身发展规律的一种表现。只道是囿于门户,相互诋毁;故步自封,保守不前。却不见星火传承,刻苦为学;名医辈出,百花争艳。

当今中医学术界内最火爆的门派,无疑当属火神。书架上火神派临证治验随处可见。中医学术复兴,须有火神崛起以重振声势。崇尚经典,重视实战,勇临大证,是火神兴起的内在原因;抗生素的滥用,一味强调人为的力量,不重视人体自身的正气培养,导致人体阳气的日趋衰败,是火神兴起的外在原因。

无疾只在想:有火神何以无水神? 其实据无疾所见所感,今天的社会是一个近乎阳亢的社会,而非阳虚。备受关注的学问不是修心养性,而是励志成功;大家追求的不是怡然自得而是感官刺激;不是心灵充实而是思想麻痹。如此的生活环境中,人们精神压力巨大,神每日疲于思虑,大量的消耗精血;学习工作之余,所谓的放松,又是纵情娱乐,各种欲望,视觉的、听觉的、味觉的、触觉的,弥散在空气中,煎熬着所剩无几的精血。精血的匮乏,让人在睡梦中也难以得到安详,神魂失养,梦魇不断。金元时期有大医朱丹溪,倡阳有余、阴不足,此谨举一条以窥其论:"心君火也,为物所感则易动,心动则相火亦动,动则精自走,相火翕然而起,虽不交会,亦暗流而疏泄矣。所以**圣贤只是教人收心养心,其旨深矣。**"

火神水神之外,又何以无土神呢? 土居中,为上下通行之枢纽所在。中土一旦有失,则上下无一能保;中土得复枢机,上下之疾多可迎刃而解。无疾秉针为治,发现很多患者都会在腹部肚脐周围出现硬块、条索、压痛等异常反应。此时,无论患者之病为何,或目赤肿痛、口舌生疮,或肝郁气滞、胸闷不舒,或腰腿疼痛、运动不利,或大便异常、便秘腹泻,无疾必针天枢,以周运脾土。今天中医界内脐疗、腹针蔚然成风,虽然大家的理论基础并不一致,但仅从其治疗部位与治疗效果来看,抑或可为土神之说相辅相成。

五、学院中医

今天,围绕学院派中医的声讨不绝于耳。学院派博士不会看病;学院培养的不是中医事业的接班人,而是掘墓人;几十年的中医高等教育是失败的教育……如此诸多批评之声不绝于耳。作为学院中医的一员,无疾这里谈一下自己的感受。

今天的中医学院教育确实存在很多问题:理论学习与临床实践的相对脱节,中医理论与西医理论学习的比例存疑,科研思路的西化现象十分严重,中医临床教育中对中医思路太过轻视,等等。既然学院弊端丛生,干脆废弃学院教育,让中医完全的回归民间,又会怎样呢? 百姓对中医的信任度会提高还是降低？中医生整体素质会提高还是降低？中医学术发展是蓬勃向上还是日趋没落？中医界各流派会为了共同的中医事业彼此扶持，还是会为了争取市场相互诋毁？……中医的临床能力是提高了，还是降低了？

以偏概全作为一种思维定势，在很大范围内影响着公众的判断。身边一两个学院中医的不尽人意，就认为学院中医如何如何。实际上，无疾以为，学院中医人才质量的优劣，关键不在学院，而在人本身。一个志在济世活人的学生，与一个但求保全生计的学生，一定是不同的；一个志在发扬国医精粹的学生，与一个但求治病救人的学生，也是不同的。

更何况，任何领域中，都极少见一位大师级的人物是在学院中有所成就的。医学作为实践性很强的一门学科，长期的临床积累，对最终的成才是至关重要的。现代中医学院教育，迄今也不过五十余年。放在中医的历史长河中来看，也不过是一个小小的点。当前学院中医无大师，就认为学院中医教育失败，结论似乎有些草率。

不过有一个问题，对今天的学院中医教育确实至关重要：信心。无疾身处中医教学一线，对这一点感触良多。校内费尽心血为学生培养起来的中医思路，一经西化的临床洗礼，一切都荡然无存。老师都不用中医用西医，三甲中医院的医生都讲中医不行。失去身教的分量，更多的言传只是表达了更多的苍白。而这份信心的重建，又岂是一日之功。从患者，到医生，到教师，再到学生，信心重建是一个系统工程。能够为这份信心增加一点分量，而不是减少，无疾也就问心无愧了。

对于正在院校内就读的学生，无疾这里也有一点切身体会相赠：**学院内学习生活的结束，仅仅是代表真正中医之路的开始**。这里学到的知识，只是一名合格中医师的专业知识和思想的奠基。然而万丈高楼，仅仅靠基石，还是远远不够的。

六、重视经典

这里的经典，并不是指狭义的中医四大经典而言，而是泛指历代中医经典著作。举例来说，中医专业者，《儒门事亲》《脾胃论》是不是经典？《傅青主女科》《医学衷中参西录》是不是经典？针灸专业者，《针灸甲乙经》《针灸资生经》是不是经典？《针灸玉龙经》《针灸大成》是不是经典？

今天院校学生学习中医有一个通病，就是只重视对课本知识的学习，不注重读原著。当然这并不全是学生自身的问题，更大的问题或许出在中医教育体制。一方面考试的指挥棒牢牢地锁定在教材上，决定了学生学习的大方向；一方面部分教师对经典原著不够重视，难以为学生指引正确的方向。或认为学习过医学史、各家学说，对历代医家及其主要著作的基本情况都已了解，还有必要再一本一本地去读原著吗？还记得在中医思想一章提示过一个重要的观点：**理解与体验，是两种不同的认识事物的方法；二者的价值，不可相互替代**。通过一些二手材料，理解了，或者说自以为理解了一本著作的主要观点与内容；与通过对原著的细细品读得来的真切体验，实有天壤之别。"纸上得来终觉浅，绝知此事要躬行"。

《针灸资生经》是宋代王执中所作的一部针灸临床名著。在各种现代针灸研究著作中见到的对该书的评价，通常是这些：注重腧穴考订，注重灸法，注重压痛点，注重个人临床经验的积累，等等。然而如此的理解再多，学习者对王执中其人其书，恐怕也很难达到一个真切的认识，很难对自己的临床实践产生怎样深刻的影响。当我们把注意力放到原著本身，细细品味王老先生当年的文字，意义就完全不同了。这里无疾仅举一例，以示《资生》之意："予旧苦脐中疼则欲溏泻，常以手中指按之少止。或正泻下亦按之，则不疼。它日灸脐中，遂不疼矣。后又尝溏利不已，灸之则止。凡脐疼者，宜灸神阙。"

七、读懂疾病

托尔斯泰说："幸福的家庭都是一样的，不幸的家庭各有各的不幸。"同样的，健康的身体都是一样的，糟糕的身体各有各的疾病。

书稿之末，将无疾对健康与疾病的一些认识总结一下，送给各位同行的朋友，祝健康相伴，疾病远离。

人体包括阴阳两个部分，阴性静而阳性动。如果阴阳各得其所，各安其分，即所谓"阴平阳秘"，那么人体就是健康的。反之，阴欲静而动之，阳欲动而静之,则百病丛生。

阴阳相对,阴即为五脏,阳即为六腑。五脏藏精,精化生血,精血养神;神安静则精血得保,精血充实则五脏坚固,五脏坚固乃为健康之根本。中国文化历来强调"淡泊宁静",中医养生从来教人"收心养心",看似乏味木讷,其实安神保精养五脏之妙法也,其核心就在于"静"字。

六腑传水谷,水谷化生气血,水谷气血为充身养形之宝;四肢动则气血流,气血流则水谷消,水谷消则六腑通降,六腑通降乃为健康之保证。伏尔泰的著名论断"生命在于运动",几百年来影响着大家的健康观念。单从中医理论的角度来看,这句名言也是很有意义的。所不同的,中医养生所讲的运动,更加强调动作的舒适、舒展、优美与适度,而非现代健身非常重视的运动量、运动强度、科学训练,以及挑战极限的意识。

可见,**五脏精神宜静,六腑气血宜动,顺之则为养生,逆之即为杀生**。若整日忧心忡忡,思虑不止,郁郁寡欢,悲愤难平,神于是在各种情志变化中东奔西走,随之而来的,是精血的消耗,五脏的空虚。整日懒于运动,长时静坐,气血就会郁滞,水谷就会停积,大便就会不畅;随之而来的,便是气滞、血瘀、痰湿、食积。

思考一下今天十分普遍的亚健康,就会发现上述五脏六腑的问题,几乎全部都发生了。无形的精神压力,有形的欢娱纵欲,造成五脏的精血亏虚。精血不足,神失滋养就会失眠;神过劳而又失养就会情绪低落、记忆减退、疲乏无力;精血消耗,官窍失养,视力就会下降;精神妄动正气不足就会反复外感,缠绵难愈。工作环境所致,长期静坐缺少运动,水谷不运,就会食欲不振,顽固便秘,口苦口臭;气血不行,就会头胀头痛,手足冰冷,胸闷腹胀。

简单地说,疾病的发生,是我们把动静做反了。精神该静,却被妄动;肢体该动,却难得行。拨乱反正,阳动阴静,健康就不再遥远了。

最后有一点,是在讲座过程中反复有朋友提到:饮水。不知缘起为何,今天有很多人对饮水情有独钟。似乎大量饮水可以带走身体内所有的"毒素"。然而据无疾观察所得,很多热衷"饮水养生"的朋友,从中医的角度来看,并不适合大量饮水。道理很简单,我们从外界摄取的水,并不会自动地转变为身体内的津液。其间需要经过一个很重要的生理过程,就是我们在脏腑一章中曾经重点讲过的,气化。只有经过气化的水,才可以真正的为人体所用;而气化的过程,本身需要消耗大量的气。如果体内气不足,却又要喝大量的水(尤其是冷水)来耗气,会很容易形成雪上加霜之势。那么,如何判断自己是否适合较大量的饮水呢? 留意下自己的舌头,如果发现舌体比较胖大,白苔比较厚,舌两侧可见到齿痕,这就提示,大量饮水的方法不太适合自己了。一定要喝的话,无疾提一个退而求其次的方案:喝温水。

最后的一讲中,无疾絮絮叨叨,谈的尽是些对中医诸多现状的认识,似乎都与学习无关,实则不然。前面的内容更注重讲解中医理论知识,对学习之道却很少谈及,比如**学习,要有始有终;学习,是为了实用;学习,要善于比较;学习,要分辨是非;学习,要讲求方法;学习,要把握大体**。

附一　自学中医入门必读

有不少中医爱好者,和中医初学者,都面对着同样的一个困惑:我想学好中医,但究竟该怎样学呢? 按个人经验,结合教学实践,无疾这里把中医的学习,大致划分成以下四个阶段:

(一)蒙学阶段

启蒙是此阶段的重点。需要学习的内容,在古代就是医学三字经、濒湖脉学、药性赋与汤头歌诀这四小经典。现代的中医教育,已经在内容上更加充实,在结构上更加完善了,分作中医基础理论、中医诊断学、中药学、方剂学、中医内科学这五门核心课程。作为在校学生,是要求系统学习的,无须多说。

对于自学者,无论内容,还是方式,都需要做适当的调整才好。因为在缺少老师指点的情况下,要系统学习上述几门课程,存在几个常见的问题:

1. 内容枯燥,难以入目。课堂的讲解可以是很丰富的,加入很多趣味的内容;而且教师是活的,可以根据学生的状况,随时进行调整。这与整天面对一本死寂沉沉的教科书是明显不同的。

2. 没有重点。一本中医基础理论,绝不是每一个章节都同等重要;同为五脏,在不同的情况下,其地位也不会完全相同;同是脾脏的生理功能,运和化对临证的指导价值仍有区别。所有的这些不同,这些轻重,都是需要老师指点的。

3. 易生误解。中医理论,非常崇尚"理解"与"领悟"。而所有的理解和领悟,都需要一个认识的基础,即对基本概念的把握。自学者由于缺少前辈指导,很容易在起点上走偏,从而产生对整个中医学的偏激认识。

为了最大程度地避免上述种种问题,建议自学中医者在启蒙阶段,采取以下的学习方法:

1. 多读中医前辈的传记,以及他们关于学习方法的论述性文章。他们走过的路,看起来可能笨拙得很,但实际上常是中医入门的捷径。多向前辈请教他们的学习方法,帮助将会是非常大的。这里强烈推荐一本书:《名老中医之路》。无疾相信,把这本书熟读过三遍,不但学习方法可以逐渐开朗,还会在不经意间学到老先生很多宝贵的临证心得。

2. 利用好丰富的网络资源。现今信息时代,已经把学校的大门很大程度上打开了。任何一个人,在任何一个角落,都可以比较轻松地得到机会,向各中医院校的名师学习,收看他们讲课的视频。这样的学习,虽比不得在教室的环境里,聆听面对面的传授更有感觉,但比起死读书本,总要强的多了。另外,参加无疾学社开办的学中医线上课程,也是不错的选择。

3. 教材的选择要兼顾权威性和趣味性两项原则。学习,自然离不开教材和参考书。教材方面,还是主张选用正规的全日制教材。每本书都是经过几十位专家严格把关,权威性是比较好的。至于版本,个人比较倾向于最新版的中医教材。一般来说,新版教材容纳了诸多现代学者的研究成果,整体水平还是值得信赖的。如果希望精炼一些,五版教材也是不错的选择。此外,趣味性的参考书,是自学必不可少的调味剂;可以让学习多些乐趣,少些乏味。感觉比较畅销的几位养生保健书作者:徐文兵、罗大伦、中里巴人等的书,虽然不强调整个理论构架的完整,但是作为学习之初的兴趣培育,以及学习过程中的放松调剂,是足可以胜任的。

实际上,这本小书《零起点学中医》,正是无疾依据上面的两项原则,即权威性和趣味性,参照《中医基础理论》《中医诊断学》《中药学》《方剂学》和《针灸学》等中医主干科目,撷取要点,趣味讲出的。努力在保持中医理论权威性和系统性的同时,令文字活泼不致教条。谨希望可以为真正希望学习中医的朋友,提供一条可以走通的路。

4. 最后,还需要强调循序渐进的步骤。一名中医在校生,学习这几门课的时间大约是三年(当然还要学习其他课程);古代中医学徒学完更加精简的四小经典,也需要至少一年的时间。所以,大家在自学的启蒙阶段,一定要安排好自己的时间和进度。太松或太紧,都可能为将来的半途而废埋下伏笔。

(二) 经典学习阶段

经过前期的蒙学阶段,有了对中医学的初步认识,就可以进一步深入学习中医的四部经典著作了。也就是《黄帝内经》《伤寒论》《金匮要略》和《温病条辨》。

无疾在教学过程中发现,有一些同学认为:经典都是过时的老土东西,不过是讲中医的整体观、辨证论治;我们已经学习过中医基础、中医诊断,还有什么必要学习这些陈腐的东西呢? 对这个问题,或许可以这样回答:

人类历史发展的过程,有两个不同的体系:一个是自然科学的体系,一个是人文学科的体系。自然科学的发展是一路向前的,像射出的箭。每一次科技革命后,新兴的科技必然取代原有的,成为学科的主流,直到更新的科技理论出现。但是人文学科的发展是完全不同的。孔子无法替代老子的价值,孟子也无法顶替孔子的位置;朱子也是一代大儒,却需要时时从孔孟的学说中汲取营养。后世当然可以发展,而且必须发展,但是经典的价值是无论谁也无法否定的。所以自然科学领域里,最新的理论永远受人追捧,但在人文学科里,想要把握最先进的理论,就意味着需要用最短的时间,重温古人曾经走过的路,再在实践中发展创新。

"不幸"的是,医学更多的是一门"人学",医生研究的,是人,而不是物。这就决定了医学的性质本身,更趋近于人文学科。经典的价值,也就不言而喻了。

又有一些同学认为,既然经典是最好的,后人永远无法超越经典,达到古人的境界,还有什么必要学习现代的中医教材,妄走些弯路呢?

这又是另外一个问题:我们要想与古人交流,向他们学习,至少需要一个条件,就是我们得知道古人在说什么。作为现代人,每天生活在现代化的环境里,生活方式、思维模式全部都是严重西化的。这样的状态,让我们与古人之间产生了距离。虽然写着同样的文字,说着同样的语言,却无法相互理解了。所以,中医教材的价值首先就在于,用现代人可以理解的语言,来试着表达古人的思想。也就是说,现代的中医教材,就是在为我们搭建了这样一个语言上的桥梁。让我们可以比较容易地,与古人的思想发生共鸣。

其次,时代在发展,认识在提升,一味的崇古泥古,只能把自己的思想,禁锢在一个狭小的领域里,成为井底的青蛙。学习经典,初衷并非要恢复古中医的原貌,把自己完全还原成古人,不但不必要,也是不可能的。学习经典,是希望从古人深邃的思想中得到启发,从古人丰富的经验中撷取珍宝。惟其如此,为今人所用,古人的思想才在今天真正活了下来,中医的灵魂也才终于不灭。

讲了这么多,经典的学习,又该注意哪些问题呢?

当过老师都知道,讲基础课是比较容易的,但讲经典课就困难得多。难就难在,先是要老师自己钻进去,理解古人想要表达的所谓"本意";接下来再表达出来给学生。那么对于希望通过自学来理解经典，难度自然就更大了。所以，对于经典的学习，无疾提出以下几点建议：

1. 明确自己的方向。做任何事，都需要首先明确自己的方向，要知道面前的路通向哪里，学习经典也是一样。先假定学习的目的是为了增加对中医理论的认识理解，以取得更好的临床疗效。

这种情况下，学习的重点就在于，如何将经典中的思想用于临床病症的治疗。这样的话，逐字逐句的钻研精神就未必最好；许多纯粹的理论著作也就不一定适用。而有些将经典的内容加以应用，条文下紧随着治疗医案的书就要好的多。仅举例两本书为例，《黄帝医术临证切要》和《经方实验录》。用这样的书来配合经典的学习，可以更清晰地知道，学习的目的和意义，学起来会更有动力。

如果是从治学的角度，或是哲学、史学甚至文学的角度来学习，自然需要另当别论，这里就不多讲了。

2. 从浅到深的学习。自学者，学习文言文有困难者，不妨先从白话文入手。虽然也会遇到译文质量不好，影响理解的时候，但毕竟也是经过专家认可，质量相对还是不错的。谁又能保证，自己的理解全都符合"古意"？更进一步，全部符合"古意"，真的就是我们评判价值的唯一标准吗？翻译的版本方面，可参考人民卫生出版社，几部标题为《××校释》的书，逐段译的，质量还可以。

3. 遇到问题，多参考注家。阅读古文，在理解上很容易遇到问题。这时候，多参考几位注家的注解，是一个明智的选择。经过千百年的传承，历代医家中，很多是花了毕生精力来钻研经典的。他们对经典的理解认识，常常可以为我们打开一片新的天空，开阔我们的思维，形成新的认识。学经典而不读注解，是不可能完全理解古人的。经典的注家虽常以千计，但其中非常著名的也不过几家、十几家，比如研究《内经》的杨上善、王冰、马莳、张介宾、张志聪等；注解《伤寒论》的成无己、尤在泾、柯韵伯等。相信在经典学习的过程中，哪怕就是在前面讲到的白话文的学习过程中，都可以了解到以上注家，和他们的著作。自学者，不妨根据个人的兴趣选择来读。

（三）临床探索阶段

医学是一门实践学科，离开真实的临床诊疗过程，医学很难找到存在的依据。而医生诊疗是一门技术，技术的本质是能力，能力的获取靠练习，整个身心的练习。练习的起点，又在哪里呢？

医学生毕业前，一定会经历两个过程：见习和实习。所谓见习，是在观察中体验诊疗实践的过程。对中医来说，主要指跟师侍诊。老师诊疗时，在旁悉心观察倾听，如何问诊，舌象怎样，如何施针，怎样开方。隋唐以降，针道衰而方药兴，所以现代中医侍诊过程，主要形式演变成跟师抄方，抄方也在一定程度上成为中医见习、侍诊的代名词。

见习过程中，如果条件允许，也可以亲手诊脉。提到诊脉，这里尤其需要多说几句。在普通百姓和中医爱好者中，往往认为中医诊脉神奇玄妙，不可思议。实际上，脉诊确实存在只可意会不可言传的成分。原因在于，脉诊需要的，几乎是纯粹的感觉。而感觉，是无法通过书本学习或跟师学习直接获得的，感觉需要体验。比如一个简单的冷热感觉，无论读多少书，向多少位"专家"、老师请教，什么是冷，什么是热，都无助于对冷和热的真正认识，除非亲身体验。这个感觉的领域，不在头脑的范围之内，无法通过科学来界定，这是一个由心主宰的世界。用心体验得来的感觉，往往历久弥新。无疾至今对第一次体验革脉的情形记忆犹新，那是读大学时，跟随方剂许老师侍诊时经历的案例，当时提到的一句"男子则亡血失精，女子则半产漏下"，恐怕已经铭刻在终生的记忆里。

说回来，中医诊疗能力练习的起点在跟师侍诊。侍诊不是简单的听听看看，是用心在观察和倾听中体验诊疗的过程，为接下来的模仿做准备。

练习从模仿开始。无疾今天在临床上的诊疗行为，细品下来，到处都隐蕴着当初两位老师的身影。模仿的范围很宽，从问诊的次序和语气，到处方用药的思路和习惯，到针刺的手法与穴法。值得注意的是，模仿不是空对空的臆想，而是实践中的运用和体验；模仿的过程，就是实习的过程。

对中医自学者而言，见习之难在于选择和找到一位可以信赖的老师，实习之难则首先体现在风险控制。得遇师长是缘，得遇明师更是珍贵的善缘。外缘无常，却仍不离因果。多加留意，总会在身边发现可以为师长的前辈。以恭敬心，惜缘为念，取人之长，择善而从，假以时日，必有所得。

医之为业，关乎性命，敢不战战兢兢，如履薄冰？初学实习者，遇虎狼之药，危险之穴，谨须恪守轨范，暂收猎奇之心。一句话，医生这个行当，不是闹着玩的。无论自己还是家人朋友，临床探索必不可少，但关键时刻，探索的心必须让位给慈悲的心。

（四）临证与读书相参阶段

经过了前面的读书学习，见习实习，初学者或许已经可以小试牛刀，并且开始体会到病情好转，甚至治愈疾病的欣喜。接下来要面对的，就是临床可能遇到的种种困境了：别人讲很好用的方法，到自己怎么就不好用了？之前试过很好用的方法，现在疗效为什么就不再让人满意了？患者病情突然加重了怎么办？

首先需要明确，作为普通爱好者，以及初学者，当下首务一定不是攻克某种病，而是对人体，对疾病有所认识，有所体验。如此，在病症选择上，就需要有所考虑：一些急症，如高热、昏迷、呼吸困难，可能直接威胁生命；一些大病，如癌症、中风、心梗，心理负担太过沉重；一些难病，如癫痫、红斑狼疮、牛皮癣，太容易信心受挫。反之，慢性的、较轻的、常见的病症，如失眠，腹泻，便秘，慢性头疼、腰疼，普通感冒等，更适合初学上手练习。千万别小看这些病症，真要取得满意的效果，已经相当不易。

明确了大致的范围，接下来就是真刀真枪的实战了。对初学者来说，最常见的问题，如上文所讲，即疗效的不确定、不稳定。这例有效，那例无效；此时有效，彼时无效。犹如段誉手里的六脉神剑，似乎毫无规律可以把握。

出现这种情况的根本原因有二：初学者掌握的知识结构尚有欠缺，又或者临证体验尚欠丰富。打个比方，如果到北京只去过天安门、故宫、长城，头脑中北京的印象就只是气势恢宏，那么面对小胡同的情景，就很难与北京建立起关联。只知道失眠可以从心火、肝郁上得，用清心、疏肝法有效，再遇到肾阴虚、痰火、瘀血、食积引起的失眠，老方法自然不会起到同样的效果。

破解的方法，可以找老师请教，与同道交流，但最重要也是最方便的方法，就是多读书。框架类的知识结构问题，可以多回顾院校教科书，详见前文。至于临证经验不足，最好的办法就是大量阅读临证经验类的图书和文章。别人的经验，不论古今，不管成败，对丰富自己的体验，都会有所帮助；尤其是那些用心书写的文字，能让人心动的经历。毕竟，将心比心，总比从脑到心，来得方便些。

考究起来，这些临证经验类的书，又可大致分为两类：医案和医论。至于医案，《零起点学中医》里已经列为专门一章来讲，这里不再重复，只对一套书做个推荐，人民卫生出版社《现代著名老中医名著重刊丛书》。这套书已经出到第11辑，130余本。现代有名望的中医，相当部分都已经名列其中了。从内容看，主要讲的,就是医案和医论这两部分内容。学习者可以根据自己的偏好,选择阅读。

除了书,专业期刊也是一个丰富经验的好途径。知网、维普、万方等大平台上,都可以很方便地检索到大量专业文章。譬如,输入关键词"咳嗽""经验",就可以找到成百上千条文章,诸如《××治疗咳嗽经验》《××辨治小儿咳嗽经验》。相比书籍,期刊有两点优势明显:一是内容较新,二是方便检索。相比《名医类案》时代的记载,现代医案无疑和今天的生活更贴近;而检索,则可以大幅提高获取知识的效率。

举个例子,我现在遇到一个顽固的便秘案例,各种方法都试过,效果仍不满意,怎么办? 可以在自己熟悉的经验类医书中,翻看前人治疗便秘的经验;也可以直接上知网输入关键词"便秘 经验"。在前人经验的海洋里,我现在遇到的问题,很可能之前别人也遇到过。如此,那位医生头脑中闪过的一点灵光,就可能瞬间点亮我的思想。一个困扰许久的难题,或许就此解开。

除了上面介绍的临床经验类书,经典著作仍然是这一阶段必读的书目。所谓经典,经过千百年时间的磨砺,仍然可以焕发出容光,足见其生命力之顽强。之所以常读常新,也正是蒙这股强悍的生命力所赐。临床遇到的问题,千差万别;要在千头万绪中坐怀不乱,离不开强大的定力。经典,就是这样一种力量,安定、浑厚。

游移不定时,读到这一句,"补则实,泻则虚,痛虽不随针减,病必衰去";纷繁不清时,"但见一证便是,不必悉具";思路不明时,"见肝之病,知肝传脾,当先实脾";困惑不解时,"顺天之时,测气之偏,适人之情,体物之理"。心里是不是已经踏实、清晰了些? 再听到一声声谆谆教诲,"头痛耳鸣,九窍不利,肠胃之所生也","治病者,先刺其病所从生者也","病势少愈,食肉则复,多食则遗","小儿无冻饿之患,有饱暖之灾",是不是心里已经充满了感激? 更不用说仲景经方,在中医实践中,面对变幻莫测的病情,以不变应万变的妙法圆通。

以上是根据无疾个人经验,及教学实践,对中医爱好者、初学者,一步步进阶学习的过程,做的一点浅薄梳理,不经意间已成了六千字的长文。最后,做个简要的整理:

蒙学阶段,要在把握大体、入门不偏;经典学习阶段,须得平视古今,戒躁宁缓;临床探索阶段,注意耳聪心细,广目束胆;最后,临证与读书相参阶段,最好善思详辨,勤问博览。

附二 辨证练习之参考答案

练习案例1

邱某,男,48岁。20天来咳嗽痰多,痰色黄白,胸膈胀满,恶心呕吐,头眩心悸,体倦乏力,舌苔白厚腻,脉濡缓。(山西 孙英杰案)

【病性】气虚;湿;气滞。

气虚:体倦乏力。

湿:痰多,舌苔白厚腻。

气滞:胸膈胀满。

【病位】肺

肺:咳嗽痰多,痰色黄白。

练习案例2

殷某,女,38岁。病大便难,燥结如弹丸年余,临厕欲便不得,三五日一行,常服中药或用开塞露,便秘如旧。诊其胸胁痞满,脘腹胀痛,心烦易怒,纳少,苔白腻,脉弦。(江苏 朱有银案)

【病性】气滞;湿。

气滞:胸胁痞满,脘腹胀痛。

湿:苔白腻。

【病位】脾;肝。

脾:病大便难,燥结如弹丸年余。

肝:心烦易怒,脉弦。

练习案例3

冯某,女,34岁。因憋尿致小便不利1年,点滴短少,每次登厕需半小时方解,劳累后症状尤为明显。每当咳嗽、喷嚏即有漏尿现象。刻诊:面色少华,痛苦表情,倦怠乏力,不思饮食。舌淡、苔薄白,脉沉弱。(山西 王自兴案)

【病性】气虚。

气虚:面色少华,倦怠乏力;舌淡,脉沉弱。

【病位】脾;肾。

脾:不思饮食。

肾:小便不利,劳累后加重;咳嗽、喷嚏即漏尿。

练习案例4

张某,女,80岁。主诉:小便赤白相兼,有半月余,刻诊:形体消瘦,手足心热,不思饮食,颧红面赤,腰膝疲软,头晕耳鸣,口干心烦,舌光薄无苔,脉细数。(福建　韦忠俭案)

【病性】阴虚。

阴虚:形体消瘦,手足心热,口干,舌光薄无苔,脉细数。

【病位】肾;脾。

肾:腰膝疲软,头晕耳鸣。

脾:不思饮食。

练习案例5

袁某,女,36岁。忧思过度,夜难成眠,迁延数年,屡服西药舒乐安定、非那更等药无效。近来心烦不寐与日俱增,甚则彻夜难眠。胸中痞满,微咳多痰,口咽干苦,便坚溲赤,舌赤、苔黄腻,脉弦滑数。(江苏　徐剑秋案)

【病性】湿热;气滞。

湿热:口咽干苦,便坚溲赤,舌赤、苔黄腻,脉弦滑数。

气滞:胸中痞满。

【病位】心。

心:心烦不寐与日俱增,甚则彻夜难眠。

练习案例6

陈某,男,62岁。胸部闷痛已3年多,初起胸胁胀闷不舒,近半年来胸闷且心前区时时作痛,伴有心悸、嗳气、纳差,上月经某医院诊为冠心病。诊其脉弦细,舌淡红苔白,舌边有瘀斑。(福建　俞慎初案)

【病性】气滞;血瘀。

气滞:胸胁胀闷不舒,近半年来胸闷且心前区时时作痛。脉弦。

血瘀:舌边有瘀斑。

【病位】心;脾。

心:心前区时时作痛,伴有心悸。

脾:嗳气、纳差。

练习案例 7

患者,学生,17 岁。自诉:因与同学去河里捕鱼,洗澡戏水,随之饮食生冷之品,夜间觉身体不适,自服克感敏 2 片入睡。次日腰腹疼痛难忍,继而经行不畅,量少,色黑有小血块,伴身酸头痛,恶心呕吐,不思饮食。患者痛苦面容,脉沉紧微滑,舌质微青,苔白微腻。(云南　吉琼珍案)

【病性】瘀血;湿;寒。

瘀血:经行不畅,量少,色黑有小血块,舌质微青。

湿:苔白微腻。

寒:脉紧。

【病位】脾;肾。

脾:腹痛,恶心呕吐,不思饮食。

肾:腰痛,经行不畅。

练习案例 8

周某,女,57 岁,农民。头晕反复发作 20 余年,高血压病史 20 余年。近 1 年渐出现头晕较重,恶心,胸闷,纳呆,腰膝酸软,畏寒肢冷,小便短少,下肢浮肿。(山东　张胜茂案)

【病性】阳虚;气滞。

阳虚:畏寒肢冷。

气滞:胸闷。

【病位】肾。

肾:腰膝酸软,小便短少,下肢浮肿。

问诊头痛案参考答案

病位:肝。

依据:头痛经前加重,遇紧张加重;紧张则易失眠。

病性:气滞。

依据:左头部跳痛;头痛遇紧张加重。

附三 网友学习感言

学习感言（云）

2008年夏，无疾老师在网络上开展"初涉中医之门讲座"，为广大的中医爱好者提供了一次宝贵的入门学习机会。千里之外的我，有缘成为无疾老师的学生。

敬畏于中医的玄妙博大，长久以来，虽一直心向往之，却只能站在大门外，怯生生地张望。老师笔下的中医，亲近，有趣。生动的体验，鲜活的案例，形象的思辨，直觉的顿悟，将毫无医学背景的我，一步步领入中医之门。

从夏到冬，全国各地的中医爱好者，在无疾老师诗一般的语言中，体验阴阳，感知五行。最难得的是，老师将十余载中医实践心得倾囊而出，用凝练的笔触，扎实而有生气地为初学者构建起中医学习的思维方式和理论框架。

老师总结的中医辨证百字要诀，以及精简清晰的辨证模式，堪称精华。遵循此辨证模式，我惊喜地发现，短短数月，居然能初步辨别一些看似复杂的病症了。因此，当看到有人不明寒热，不辨虚实，不抓主症，就胡乱开方，不禁痛心疾首，这，不是真正的中医。

西医是"霸道"，中医是"王道"，针灸是"帝道"，无疾老师彻底颠覆了我对针灸的认识。小小银针，竟包含宇宙天地，山川河流，不登高望远，追根溯源，怎知针灸之"神功"，经络之妙用。

未曾谋一面，不曾取分文，无疾老师放下手头许多重要的事情，全力办好这次讲座。十二份讲稿，字字浸透老师的心血与期望，处处闪现智者的灵光与机变。除了感动，我不知该如何表达。

网友wade说："这是一本真正的中医入门书籍，更是一本入真正的中医之门的书籍"。我以为，这是一本可以当散文和随笔来读的中医启蒙之作，更是无疾老师为中医、为民众，捧上的一颗赤诚之心。

老师的心愿,是为百姓健康开启一扇大门,为中医振兴耕耘一方土壤,让大众在高昂的医疗代价面前,尚有岐黄之术可以暖心,可以立命。

如果,你补了维生素,输了抗生素,打了胰岛素,甚至上了激素,仍收效甚微,那么,请你放松心情,读读这本书,你会明白,气是锅底的火,心是神的家,精血是贤妻……

如果,你翻遍《内经》《伤寒》如坠云里雾里,研习教材味如嚼蜡,读遍畅销的养生读物仍不解渴,那么,请你静下心来,看看这本书,你会恍然大悟,什么是真热假寒,什么是提壶揭盖,什么是经络辨治……

如果,你想从传统文化中寻求身心慰藉,汲取精神动力,那么,也请你打开这本书,你将感受到木之坚韧,火之繁盛,土之敦厚,金之内敛,水之大义……

感谢无疾老师,您给予我们一把钥匙,一盏明灯,一份信心,一种坚守,鼓励我们拂去障眼的尘埃,掀开神秘的面纱,一睹中医历经几千年依然光彩照人的不老容颜!

云

2009 年元月于东湖之滨

学习感言(小猪圈圈)

我马上要出国了,很想学一点中医,给自己多储备一些知识。在学习老师的讲稿之前,我也从图书馆借过《中医理论基础》《伤寒杂病论》等,但是都读不下去,看了几页,就放到书架上再也不想翻了,直到书到期,还回去。原因我想有三点:

一是缺少学习的压力。读讲稿要回答问题,把学到的知识用到实践中,这样才是学习;如果是一个人自学中医教科书,就不会自己找这么多"麻烦"了。

二是缺少学习的兴趣。教科书和中医经典著作的语言一般都比较正式、严谨,对外行来说,学起来十分吃力。无疾老师用的例子很浅显易懂。比如阴阳的讲解中:"每天正午烈日炎炎就是阳,子夜皓月当空就是阴;清晨旭日东升,万物苏醒就是阳;黄昏夕阳西下,万物沉寂就是阴;四季更替,春暖夏炎就是阳,秋凉冬寒就是阴。"这样,阴阳就不再是冷冰冰、空洞洞的两个字,而是可以用心把握的真切的体验。

三是缺少深刻的理解。比如经络，《求医不如求己》的书和 CD 我都看了，而且都是两遍以上。但是一个月以后，就又还给郑老师了。最近读了老师关于经络的讲稿，我终于知道各种经络的名称由来、经络与脏腑的关系，这样不但记得很清楚，更重要的是明白了其中的道理。原因很简单，成人不比儿童，记忆的前提是理解。

　　老师的讲稿不但把复杂的理论讲得通俗易懂，更重要的是，老师教给大家的是方法，如何自学中医的方法，也就是"授之以渔"而不是"授之以鱼"。比如讲稿第九讲就是专门讲解中医医案的，告诉大家学习医案的方法、步骤，如何利用医案来自学。另外，在豆瓣网中医爱好者小组有很多问诊单，看老师的回答，想自己的回答，这样就可以促进我们去思考，去实践，把学习到的知识活学活用，使我们在中医自学路上不断精进。

　　学习老师的讲稿收获还不仅仅是一些知识和方法，还有更多。首先，之前我看病时，大夫经常开错药，我不能说是大夫不负责，因为很可能还有一个原因，就是我们只描述自己认为重要的症状，对很多相关的症状都视而不见，因为不懂。如果碰上经验不足或者责任心不强的大夫，也就很容易被大夫开错药。比如上次我上呼吸道感染，大夫给我开的治疗鼻子的药，因为我说鼻子和口腔的连接处疼。结果越来越重，一个多月才好。之后，我学习了讲稿，第二次我又上呼吸道感染给大夫描述症状就准确多了，所以大夫开的药也对，吃了一周就差不多了，两周后完全康复。其次，就是对市面上各种纷繁复杂的中医书籍的辨别能力。我觉得有些书上的方法虽然被很多人证明有效，但是不一定同样适合自己。该如何选择适合自己的呢？我想先学习一些中医知识，应该是很必要的。

　　总之，我学习老师的书稿，收获很多，作为对老师的感谢所以写了这些。希望老师的讲稿能被更多的人学习，而不仅仅是已经参加过无疾老师讲座学习的爱好者朋友。我相信一定会从中受益匪浅。最后，感谢无疾老师。

小猪圈圈

附四　论医学与科学

中医的科学性问题,是一百年来中国社会争论的热门话题之一。从民国余云岫,到 2006 年的张功耀,再到 2015 年的罗振宇,不时会有人站出来质疑,进而提出废除中医的主张。反中医者的基本观点是,中医理论无法证伪,把宝贵的生命交给这样真假难辨的"学问",是不负责任的。挺中医者的基本观点是:中医的有效性经过几千年的检验,是既成事实。

身为中医,这种涉及中医存在合法性的根本性问题,也是无疾非常关心的。现把自己的观点认真梳理,附于书末,作为回应。

表面看来,双方观点都有明确的事实作依据,挺中医者无法否认,当前的中医理论确实无法证伪。而反中医者同样无法否认,广泛意义上中医疗效的客观实在。不过,仔细分析双方观点,会发现二者其实并非针锋相对,而是擦肩而过。理论的无法证伪,方向是求真;疗法的有效性,方向是求善。本质上看,并非中医的科学性问题,而是医学与科学的关系问题。

1. 医学与科学的关系

首先需要明确,医学与科学的位置并不对等。医学作为一门具体应用学科,边界比较清晰,大体以诊疗疾病、保障健康为主要研究方向。而科学并非某个具体学科,更多表达的是一种讲求实证的精神与方法,呈现的是用这种方法累积而成的知识体系。从对等的角度,医学可以与物理学、心理学等对应;而能与科学对应的,或许是哲学、艺术和伦理(宗教)。如果说科学是真理之学(或唯真之学、知识之学),那么相应的,哲学就是智慧之学,艺术是唯美之学,伦理宗教是唯善之学。

有了这样的视野,我们就有机会静下来反思,我们为什么需要医学? 需要医学帮我们做什么? 医学存在的根本价值何在?

医学的价值,似乎并不是帮我们认清人体有几根骨头,心脏里有几个瓣膜,糖代谢的过程是如何发生的。止步于此,这样的学问称为"生命科学"应该更贴切些。医学要做的,是当这些骨头生病了,瓣膜坏掉了,糖代谢紊乱了,我们该如何治疗。无可否认,二者间关联紧密。但始终要认清的是,前者以求真为宗旨,无所谓善恶;所得到的科学知识,医生可以用来诊疗疾病,恶魔也可以用来制造生化武器。回忆一下,二战时期日本人做活体实验得到了大量科学数据,对科学家来说,因为真实,所以这些数据始终是非常宝贵的,即使在今天。时至今日,科学家与医学伦理学者的冲突同样时有发生。只想说一件事,**生命科学本身只是一种客观呈现,不关心善恶,无所谓冷暖。而医学,一定是温暖的。**

不妨试想一个场景:科学家面无表情,一字一句地告诉患者:你的病目前世界范围内的五年存活率是 10%,如果用这种方法治疗,存活率能再提高 10 个百分点。你自己选要不要做吧。也不用难过,因为目前中国人的平均寿命是 73 岁,你今年已经 69 了,活不了 5 年也是正常的。

换个场景:医生满脸关切,言语温和:您这次得的病确实有点麻烦,但是您的整个身体状况相当不错,在您这个年纪,能保持这样的身体已经很难得。所以不用担心,我们会根据您的状况,制定出最好的治疗方案。您呢,也需要配合我们,吃饭需要注意这些忌口,每天适当增加活动量,少让自己着急生气。有空我们还可以多聊聊天,没问题,这次的病肯定会慢慢好起来的。

从一个患者的角度,科学可以把一个真实的情况告诉你,医学在尽力帮你实现身体的痊愈和心灵的慰藉。本质上,二者并无冲突。但如果科学家同时在边上冷冷地讲:医生说的是错的,你的病好转的机会其实只有 10%,远不像他说的那么乐观。无论你的饮食有多注意,情绪有多少起伏,都不会对这个数据有根本影响。更有甚者,科学家开始指责医生:你在说谎,也或者你根本不了解这个疾病的真相。那些所谓的生活方式的改变,根本无法改变疾病的进程。目前世界范围内,最新的研究进展表明,只有我说的这种方法才是确定的,最有效的方法,虽然改善率只有 10%。你们每天用这些根本就不确定的方法来忽悠病人,只是让他们以为好像还有希望。你们这样说谎,不觉得惭愧吗?如果将来我自己生病了,还怎么敢相信你们说的话呢?

面对如此的质难,医生或许真的会感到惭愧:对于这种疾病,我的见识不像科学家那样具有全球视野,我的研究不如科学家能深入到基因水平,我说的话比不上科学家那样证据确凿。或许正是这样的惭愧,让大批医生逐渐被科学家同化。

不过,一个真正意义的医生,或许可以给出这样的回复:作为医生,我的使命就是治病救人。衡量自身价值的标准,对我而言只有一个:我是否治了病,救了人。您讲的科学真相,如果能帮我治病救人,我就认真学习;如果不能,那么对我和我的患者就都是无益的。您讲的10%,会帮我在判断患者预后方面有重要参考。但对患者讲清楚这10%,是毫无益处,甚至是有害的。我需要的是尽可能的拯救,这就是我的主观意愿。在我看来,对患者而言,身心得到的温暖,比客观事实更重要。

2. 疗效可以确定吗?

上面只在讨论一件事:医学与生命科学是有区别的。**医学存在的合法性在于疗效,而科学存在的合法性在于揭示真理**。既然如此,医学的科学性问题,就不再是医学本身是否科学,而是能否可以用科学的方法,来检验医学疗效的真伪。这将直接引出另外一个问题:疗效的确定性。不论中西,疗效始终是医学存在的根本价值所在。疗效的确定性,似乎也由此变成患者理所当然的要求。为了得到确定性,我们竭力对研究环境加以控制,设计出对照组来证明疗效的客观存在,用盲法来排除患者的安慰剂效应,随机法来去掉医生的主观意愿,加大样本量来减少数据偏倚,多中心合作来解决地域差异。我们做了这么多,只为得到一个结论:这一种药物(或方法),对这种疾病的治疗是有效的。而这个有效性,一定要通过数据来表达,来确定,来固化。

我们似乎已经得到了一个关于疗效确定性的答案,但事实果然如此吗?举个简单的例子,某种降压药降血压的有效率是80%,这个数据经过多中心、大样本、随机对照双盲试验长期反复验证,疗效是确定的吧? 但是作为患者,当您的血压升高,想要服用这种降压药时,您怎么能确知,自己属于这有效的80%,还是那无效的20%呢? 换句话说,药是有效的,但对一个具体的人是否有效,在未经尝试之前,没人能确定。

讲到这里,可以发现,疗效和疗效的确定性,同样是有区别的。疗效,是医学本身关注的焦点,是医生存在的合法性所在,也是患者最迫切的要求。而疗效的确定性,通俗的说,就是有效率达到80%,更多要归属于科学范畴。有了这样的确定性,医学一定要关注吗?医生还有存在的必要吗?这里还需要进一步讨论。

从事科学研究的人都会了解,任何科学研究都是有边界的。也就是说,科学结论只在一定时空范围内有效。严格意义上说,只要边界做了一点改变,科学结论的可靠性就会受到质疑。还拿上面的80%有效率来解释。假设这个数据是在过去五年内连续观察采集的,涉及欧、亚、美三大洲数百家医疗机构,有十万例高血压患者纳入。对临床研究来说,这种规模简直已经到了无法实现的程度。没关系,我们可以假设,有人愿意花费天文数字的巨资,来完成这个伟大使命,得到了这个有效率80%的数据。但如果我们仔细琢磨,还会发现在这个完美研究的背后,有很多疑点。

首先是地域差异。在欧美,有效率可能更高达到85%,而在亚洲或许只有70%。很好理解:人种不同,对同一事物的反应可能有区别。问题是,从科学的角度,对亚洲人而言,这个药物的有效性已经打了折扣。我们追求的疗效确定性,已经开始动摇。

其次,年龄、性别、职业、既往病史、合并症等诸多因素,同样可能对有效率产生影响。比如对男性的疗效优于女性,对年轻人更有效,对体力工作者更有效,等等。如此逐条分析下来,在某一个特定细分领域里,比如55~60岁的亚洲女性,长期从事脑力劳动,伴有糖尿病10年以上,最近3个月内心绞痛频发。虽然研究的总样本量有10万,但细化到这个领域时,符合条件的只有15个人。而对这15个人而言,这个药物的有效率只有不到50%。这样下来的话,疗效的确定性,在面对具体情况时,就要打上一个大大的问号了。

再次,药物的有效性并不是一成不变的。抗生素遇到的耐药窘境就是个典型的例子。过去5年内80%的有效率,在接下来的10年里会不会发生变化?假如人们的生活方式改变了,更富裕了或更贫困了,这80%会不会升高或降低?加入时间因素,疗效的确定性会面临更大的困境。

最后讲一点,人为因素可能产生的影响。这个数据的获得,是有人投了巨资才实现的。不排除有科学家为了纯粹追求真理来做这件事的可能,亦或者有政府为了公民的健康来做,但无可否认的是,作为这个药品的制造企业,投资来做的意愿应该是最大的。作为投资,不要求回报是不可想象的。那么,谁能有足够的感召力,来要求一个资本家必须保持科学的严谨态度? 换句话说,谁能保证,最后公布的 80% 的数据里,没有掺杂为了主观目的而偷换概念的做法? 更进一步,谁能保证,最终数据是完全没有水分的呢?

再说回来,医学的根本价值在于疗效。但从疗效确定性存在的问题来看,**一旦数据走出那个特定的研究范围,其确定性必然大打折扣。**而实际的临床诊疗活动,面对一个个具体患者,是不可能限于这个范围的。比如研究范围规定了 40~65 岁的年龄限制,但临床遇到 66 岁的患者,这 80% 还可靠吗? 更有甚者,您的研究是 2001 年到 2011 年这十年间,在这些具体的人形成的人群中完成的,而现在我的患者是在 2015 年 5 月发病的,也并非您的研究对象,这 80% 还适用于他吗? 如果较真地说,医生在真实临床遇到的每一个具体患者,其实都不在这个确定性的范围里。

此外,这里还有一个值得关注的概念陷阱。80% 的有效率是针对某个特定人群的,而不是针对任何一个具体人的。换句话说,我其实不能把这个对群体 80% 的有效率,理解成药物对具体某个人可能有效的概率。那个概率究竟是多少,本质上是无法预测的。原因,世界上没有两片相同的叶子,人更是。我与你不同,对你有效的,为什么一定会对我也有效? 如此一来,这个 80% 的有效率,对医学而言,还可以当做科学真理一样来信奉吗? 比较贴切的描述,或许应该是用来参考,而非指导。这种以科学数据形式表达的疗效确定性,只反映了我们的愿望。或者说,这是科学为我们创造的幻觉。在真实的医学诊疗面前,这种以数据形式呈现的确定性,显得傲慢,且可笑。

3. 医生还要存在吗?

对疗效确定性的追求,还有一个明显的效果,就是淡化医生的角色。既然任何医生,面对同样的疾病,都可以给出同样的治疗处方,达到相同的治疗效果。说明药物是重要的,而医生是不重要的。既然药物的有效性是可以通过数据来做排名的,最好的有效率能达到 90%,其次 85%、80%,一直到 60%。那么遇到相关疾病时,假如数据绝对公开透明,即使没有医生加入,患者基本上也可以自己作出选择。在这样的关系里,医生似乎可以出局了。但事实果然如此吗?

临床上常见的现象是,某药对某病的治疗并不常用,但在某种特殊情况下有特效。比如腹泻,如果单纯从有效率数据评价,黄连素可能会远高于四神丸。但在"五更泻"这种特殊类型中,四神丸的有效率可以飙升到远超黄连素。单纯以绝对有效率作为用药依据,问题是显而易见的。那么,有没有更加"科学"的办法,解决这个问题呢?

比如我们可以把既往一切确定的知识输入电脑,编成程序,由人工智能自动识别,从而优选出最佳治疗方案。如上面五更泻用四神丸的例子,通过这种方法就可以轻松解决了。做临床医生的人,应该都有类似的感觉:每天见到的病人,遇到的病情,虽然会有相似,但总有各自的特点。还是用上面腹泻的例子。虽然五更泻用四神丸可以大体作为定法保留,但这位患者出现的五更泻,表现为大便黏腻和烧灼感,同时还出现口腔溃疡的症状。从中医理论角度看,这时出现了寒热虚实错杂的情形,再单纯用四神丸,显然是不恰当的。面对这样的变化,电脑程序可以逐一应对吗? 而这样的变化,似乎是无穷尽的。

机器与人有个显著区别:**人有独立的价值判断能力,其结果完全可以是多元的。**我认为重要的,您可以嗤之以鼻;您认为有价值的,我可以不以为然。仍然是上面的例子,假如寒热虚实并见的五更泻,医生甲认为先要以清热利湿为主,医生乙认为要以补虚固涩为先。从处方用药来看,二者确实各有侧重。谁更有效呢? 单纯考虑有效率的话,医生甲的方案或许更好。但甲方案效果不好的,刚好又是乙方案效果比较理想的。

相比之下,机器不会独立做价值判断,按照科学性的理念,我们应该选择甲方案作为机器的标准化治疗方案。但甲方案效果不够理想的患者怎么办呢? 如果接下来遇到更多的是乙方案的适应证,怎么办呢? 我们可以发现,医学更多是人的领域,机器无法替代人,科学无法取代医学。假如用科学代表客观,那么医学领域中是离不开主观,离不开"不科学"的。

从这个观点出发,作为医学,中医提供了非常丰富且有价值的临床诊疗思路,科学与否,完全不影响中医存在的合法性。

总结一下,上面分析了三件事,表达了三个观点:**医学与科学有别,一求善,一求真。在具体患者面前,疗效的确定性不可追求。医学离不开"不科学"**的人。

后　记

　　半年的光阴，稍瞬即逝。"初涉中医之门讲座"，也在众多网友的关照下，完成了全部十二站的行程。在书稿即将付梓出版之际，无疾衷心地感谢每一位曾经支持过、帮助过、鼓励过无疾的朋友！

　　讲座的初衷很简单，因为看到网络上有不少中医爱好者和中医初学者，都面对着同样的一个困惑：我想学好中医，但究竟该怎样学呢？身为中医专业教师的无疾，为今天中医信念的深入人心而欣喜，也为中医自学路上的千难万险而备感忧虑。自学入门的路，似乎只有三条：一是啃教材，二是读经典，三是拜老师。面对厚厚的中医教科书，专业术语如拦路之虎，思想跨度如隔世之姻；通读通学，对爱好者而言，无论从时间精力上，还是从现实难度上，似乎都有些不切实际。经典著作虽不外《内》《难》《伤寒》，但成书既久，文辞古奥，对古文基础较好、传统文化根基较扎实的朋友，或稍好些；大多数朋友，恐怕只能也望而却步。拜师的机会，在今天更是少之又少。

　　无疾于是遍览市面上的各种中医入门书籍，希望可以找到一些好书来推荐。却发现编书者众，著书者寡；著书者中，阳春白雪者众，下里巴人者寡；下里巴人者中，以散文谈养生之术者众，按体系讲中医之学者寡。于是心生一念：当自为之。

　　学习中医，对自幼学习数理化的国人而言，确实是有难度的。难就难在中医"奇怪"的思维方式，为今人所不解：核桃长得像脑，就可以补脑；猪羊的肝，吃了就可以补人的肝；明明"上火"，却还要"火上浇油"；想治疗咳嗽，却不治肺，而要治肝治脾……中医似乎太简单了，单靠直觉就可以判断事物属性；中医又似乎太复杂了，不喜欢"走捷径"，总希望"绕远路"。

　　所有的困惑，根源就在于：今天的我们，太注重大脑的判断，太喜欢实证的形式，太信赖科学的力量。殊不知，人与自然本一体。何谓一体？同气皆可相感。核桃与脑同形，猪肝与人肝同性，如此的感应，交给心来验证，比起交给脑来实证，或许更加真实。见到炎症要"灭火"，见到咳嗽要清肺，看似科学严谨，直截了当，却时常受到自然的嘲弄。我们存脑废心，我们以实证废体验，我们信仰科学，却迷失了生活的方向。

体验，以我体处物中，以我心验物性，是中医入门的一个重要的观念与方法。阴阳五行，是引导我们进行体验的思想钥匙，让我们有可能在物外与之相融，验知物性。肺脏为五脏六腑之盖，盖有开闭，能理气机，即是体验。天麻傲立，疾风不能令其动，故能息风，即是体验。气血流动，周而复始；经脉循行，如环无端，即是体验。木叩金鸣，土不生金，咳治肝脾，即是体验。学会体验，自学中医更轻松，面对生活更阳光。

最后，感谢恩师贝勒在百忙中通读全文并赐序！感谢正叶、云、春天来了、春色满园、小猪圈圈等各位网友的真挚感言！感谢生白术和一笑两位师兄对书稿提出的宝贵意见！感谢心如所愿在讲座最艰难的时期给予的诚挚关心！感谢每一位参加讲座学习的网友！没有大家的鼓励和支持，讲座恐怕早已半途而废，很难坚持到今天。

成书仓促，虽已经反复修订再三，但今年以来，无疾学习工作压力很大，精力严重不足，书中不尽如人意之处比比皆是。无奈稿约期限在即，暂时无力弥补。书中错漏欠妥之处，还请各位中医同道和爱好者朋友多予斧正，不吝赐教。

天下无疾

2009 年 2 月 26 日

于 北京慎独斋